【操《そう》酒《しゅ》】
とは

自らの意志で酒量や飲む頻度を
コントロールすること。
健康に気を遣いながらお酒を
楽しむためのテクニックの1つ。
酒ジャーナリスト・葉石かおりによる造語。

健康のことが気になるから、
「そろそろお酒をやめようか…」
そう思われているあなた、
ちょっと待ってください。

禁酒でも減酒でもない、
「操酒」という飲み方を
ご存じですか?

次ページをご覧ください！

「操酒」は、一生健康でお酒を楽しむためのメソッド

お酒好きにとって、お酒は人生を彩るエッセンスのようなもの。それをとり上げられてしまうなんて、考えもつきませんよね。ましてや、人生の円熟期を迎えたみなさんにとっては、なおさらです。しかし年齢を重ねるごとに、肝臓をはじめとする体の機能は確実に衰えていきます。でもお酒はやめたくない。できることなら一生健康でお酒を飲み続けたい。ではいったいどうしたら、その望みがかなうのか？

それにはまず、**お酒と健康に関する知識をアップデートすること**です。お酒がもつ怖い側面、つまり健康に悪影響を及ぼす作用があること、それも**正しいエビデンスに基づいた情報を知ること**。これが大前提です。その知識を踏まえたうえで、「操酒」で健康的な飲み方にシフトしていきましょう。

「操酒」とは私が考えた造語です。一言でいえば、**酒量をセルフコントロールするためのメソッド**のことです。「〝減酒〟と何が違うの？」と思われるかもしれないので、

ここで減酒との違いを簡単にご説明しましょう。

まず、減酒は病気のリスクを回避するため、体重や中性脂肪をはじめとする数値を改善することが、主たる目的です。また、家族やドクターに酒量を指摘されていやいや始めることが多いため、モチベーションを保つことが難しく挫折しがちです。

一方、**「操酒」は〝一生健康でお酒を飲む！〟という思いをベースに、自分の意志で酒量をコントロールします。**数値改善も目的の1つではありますが、お酒のこと、そして自分のことを知り、環境を整えて、楽しみながら続けられるよう工夫を凝らします。最終目標は、休肝日をとりながらメリハリをつけてお酒を楽しめるようになること。**「断酒」や「減酒」とは似て非なるものが、「操酒」**なのです。

この「操酒」、私自身の体験なしではたどり着きませんでした。コロナ禍の自粛期間中、軽い気持ちで手を出した昼酒。しかし日ごとに増える仕事のキャンセルから失職不安にかられ、私は徐々にお酒に依存していきました。そんな中、区の胃がん検診で逆流性食道炎と診断されたのをきっかけに、「このままではいけない！」と一念発起。

試行錯誤の末にたどり着いたのが「操酒」です。

その効果には、目を見張るものがありました。酒量が減ったのはもちろん、ダイエット効果と相まって、血液の数値もすべて基準値になりました。そう、**「操酒」は お酒と健康を軸にして活動する酒ジャーナリストでありながら、お酒におぼれかけた 私が、自らを実験台にして、その効果に確証を得たメソッド**なのです。

その詳細は第4章で解説しますが、ここでさわりだけご紹介しましょう。私が提唱する、生涯健康的においしくお酒を楽しむための〝「操酒」五か条〟です。

五か条その1　寂しく飲まない〈⇓148ページ〉

五か条その2　お酒以外の楽しみを探す〈⇓152ページ〉

五か条その3　お酒を「ハレ」の日の飲み物にする〈⇓156ページ〉

五か条その4　家にお酒をストックしすぎない〈⇓160ページ〉

五か条その5　目標設定は「ゆるめ」かつ「具体的」に！〈⇓164ページ〉

たったこれだけ？　と思うかもしれませんが、言うは易く行うは難し。確固たる根拠と実践による裏付けがあるからこそ、自信をもって提唱できる五か条なのです。
心（意識）が変われば行動が変わる。行動が変われば習慣が変わる。

これはアメリカの心理学者、ウィリアム・ジェームズの言葉の一節です。「操酒」には、このジェームズの言葉に通じる考え方がベースとなっています。お酒に関するゆがんだ考え方に「自身」で気づき、意識、行動、そして習慣を変えていくのです。

意識を変えるのは、簡単なことではないかもしれません。でも、「操酒」のメソッドをもってすれば必ずできます。お酒が大好きで、ついにはお酒に関することを仕事にしてしまった私でさえできたのが、その確固たる証拠です。

今や人生100年時代。少しでも健康でいる時間を長くし、健康寿命はもちろん「飲酒寿命」を延ばしたいですよね。それを可能にしてくれるのが「操酒」なのです。

2023年9月吉日

酒ジャーナリスト・エッセイスト　葉石かおり

巻頭チェック企画

あなたのお酒の飲み方は、本当に大丈夫？

読者のみなさんの多くは、お酒好きだと思いますが、「操酒」を始めるにあたり、まずはあなたの「飲み方」をチェックしてみましょう。自身を客観的に見つめることは、飲酒コントロールの第一歩です。

依存症リスクが高まる飲酒量は、意外に少量だった！

厚生労働省が２０１９年に発表した「国民健康・栄養調査」によると、生活習慣病のリスクを高める量のお酒を飲む人の割合は、男性14・9％、女性9・1％。２０１０年からの推移で見ると、男性には増減はないのに対し、**女性は増加傾向**です。

厚生労働省が国民の健康推進のための基本方針として発表している「健康日本21」によると、生活習慣病のリスクを高める量の飲酒とは、純アルコール量で男性が1日に40g以上、女性は20g以上です。さらに、「節度のある飲酒量」は、1日に純アルコール量20gまで（女性や高齢者はそれより少ない量）とされ、その3倍を超えるとアルコール依存症のリスクが高まると警鐘を鳴らしています。

3倍ということは1日の純アルコール量は60g。ビールのロング缶（500㎖）なら3本、日本酒3合弱、25度の焼酎300㎖、ワイン5杯程度。以前の私であれば、この量なら飲みすぎという意識もなく、あっという間にオーバーしていました。もし毎日それが続いていたら、肝障害を抱えるのも時間の問題だったかもしれません。

自分の依存症リスクをチェックしよう

依存症にはなりたくない。せめて予備軍で、いや、できればローリスク群にとどまりたいところ。でも、依存症と依存症予備軍の違いって何なのでしょうか。実は両者にははっきりとした境界線があるわけではありません。ただ、依存症については、WHO（世界保健機関）が「ICD－10」という診断ガイドラインを定めていて、下の6項目のうち当てはまるものが3項目以上あれば、依存症と定義しています。

依存症ではないとしても、自分は予備軍なのか、それともローリスク群に属するのか。なかなか自分ではわかりにくいもの。それを知る簡単な方法が

■ 3項目以上が当てはまれば、依存症

□ 強迫的飲酒欲求	飲みたいという強い欲求がわきおこる。
□ コントロール障害	飲酒の開始や終了、また飲酒量に関して、行動をコントロールするのが難しい。
□ 離脱症状	飲酒を中止したり減量したりするときに離脱症状が出る。こうした症状をやわらげたり避けたりするため飲酒する。
□ 耐性	かつてと同じ量では酔わなくなる、酔うためにより多く飲む。
□ 飲酒中心の生活	飲んでいる時間や酔いをさますための時間が増え、それ以外の楽しみや興味を無視するようになる。
□ 有害な結果が起きても、やめられない	過度の飲酒による肝臓障害、抑うつ気分状態、認知機能障害など、明らかに有害な結果が起きているにもかかわらず、依然として飲酒する。

WHOによる診断ガイドラインより

あります。それはＷＨＯが開発した**ＡＵＤＩＴ**というスクリーニングテスト。１９９０年はじめに開発されたもので、アルコール依存症ではないものの、危険な飲み方をしていないかを判断するための自己診断テストです（次ページ参照）。

飲酒量を見える化し、目標を立てて酒量を減らす

飲み方が危険だなと思ったら、**「自分の飲酒量を見える化することが効果的」**と、東京アルコール医療総合センター・センター長の垣渕《かきぶち》洋一《よういち》医師は言います。ノートに、①目標とする飲酒量、②何をどれだけ飲んだか、③目標を満たしているか（○×で）、④休肝日（連続して２日）がとれたかどうか、⑤運動の有無の５つの項目を記録します。γ《ガンマ》‐ＧＴＰなどの数値も記録しておくと、数値の改善が励みになります。そして、この記録を減酒仲間や家族と共有すること。そうすれば、他人の目も意識するため、飲酒にブレーキがかかりやすくなります。

飲酒習慣を判定するスクリーニングテスト

※ AUDIT（オーディット）日本語版

以下の各項目で自分に当てはまる０～４の数字を合計します。

1	あなたはアルコール含有飲料をどのくらいの頻度で飲みますか？	0	飲まない
		1	1か月に1度以下
		2	1か月に2～4度
		3	1週に2～3度
		4	1週に4度以上
2	飲酒するときには通常どのくらいの量を飲みますか？ （1ドリンクは純アルコール量10g換算／例：ビールロング缶1本500mℓ＝2ドリンク、日本酒1合＝2ドリンク、ウイスキー水割りダブル60mℓ＝2ドリンク、ワイングラス1杯＝1.5ドリンク）	0	1～2ドリンク
		1	3～4ドリンク
		2	5～6ドリンク
		3	7～9ドリンク
		4	10ドリンク以上
3	一度に6ドリンク以上飲酒することがどのくらいの頻度でありますか？	0	ない
		1	1か月に1度未満
		2	1か月に1度
		3	1週に1度
		4	毎日あるいはほとんど毎日
4	過去1年間に、飲み始めるとやめられなかったことが、どのくらいの頻度でありましたか？	0	ない
		1	1か月に1度未満
		2	1か月に1度
		3	1週に1度
		4	毎日あるいはほとんど毎日
5	過去1年間に、普通だと行えることを飲酒していたためにできなかったことが、どのくらいの頻度でありましたか？	0	ない
		1	1か月に1度未満
		2	1か月に1度
		3	1週に1度
		4	毎日あるいはほとんど毎日

6	過去1年間に、深酒のあと、体調を整えるために朝迎え酒をせねばならなかったことが、どのくらいの頻度でありましたか？	0	ない
		1	1か月に1度未満
		2	1か月に1度
		3	1週に1度
		4	毎日あるいはほとんど毎日
7	過去1年間に、飲酒後に罪悪感や自責の念にかられたことが、どのくらいの頻度でありましたか？	0	ない
		1	1か月に1度未満
		2	1か月に1度
		3	1週に1度
		4	毎日あるいはほとんど毎日
8	過去1年間に、飲酒のため前夜の出来事を思い出せなかったことが、どのくらいの頻度でありましたか？	0	ない
		1	1か月に1度未満
		2	1か月に1度
		3	1週に1度
		4	毎日あるいはほとんど毎日
9	あなたの飲酒のために、あなた自身か、他の誰かがけがをしたことがありますか？	0	ない
		2	あるが、過去1年間にはなし
		4	過去1年間にあり
10	肉親や親戚、友人、医師、あるいは他の健康管理にたずさわる人が、あなたの飲酒について心配したり、飲酒量を減らすようにすすめたりしたことがありますか？	0	ない
		2	あるが、過去1年間にはなし
		4	過去1年間にあり

判定結果　＿＿＿＿＿点

0～7点　節度をもった飲み方ができています。そのままお酒と上手に付き合っていってください。

8～14点　飲みすぎの傾向があります。生活や健康に何かしら影響が出ているのでは？　少しずつ減酒を心がけましょう。

15点以上　アルコール依存症の疑いがあります。依存症の専門医療機関や行政機関に相談してみましょう。

e-ヘルスネット（厚生労働省）HPより
判定結果は、厚生労働省の特定保健指導におけるAUDITの判定基準より

生涯お酒を楽しむ「操酒」のすすめ　老いに親しむレシピ　目次

第1章

きちんと知っておきたい飲酒の疑問

第2章

お酒〝沼〟にハマらないための心がまえ

STAFF

編集……………………池上直哉
編集協力………………小宮千寿子（スプラウトK）、石井栄子
装丁・本文デザイン……ソウルデザイン（鈴木大輔・仲條世菜）
イラスト………………青木宣人
校正……………………東京出版サービスセンター

「老いに親しむレシピ」シリーズ
プロデュース・編集……新井晋

※「操酒」は商標登録申請中です。

序章

人生を豊かにする
老いとお酒の楽しみ方

高齢になると、定年や子の独立、
親しい人との離別など、さまざまな喪失体験から、
お酒に依存するリスクが高まります。
生涯お酒を楽しむためにも、セカンドライフの
プランを早めに立てましょう。

高齢者のアルコール依存は、〝暇な時間〟が大敵

長寿の人が増えたので、高齢者で依存症になる人が増えた!?

高齢になると、肝臓の機能が衰えてアルコールを分解しにくくなります。また、体の水分量が減るため血中アルコール濃度も高くなりがちです（詳しくは第1章で説明します）。つまりこれは、高齢になると、若いころよりも少ないお酒で酔いやすくなるということ。となると、アルコール依存症のリスクも高まるのでしょうか。

長年、多くの依存症患者を診ている東京アルコール医療総合センター・センター長の垣渕洋一医師はこう話します。

「2013年に発表された久里浜医療センターの研究結果を見ると、65歳以上の高齢者のアルコール依存症の数は1990年代はじめから右肩上がりで増えています。高齢者の人口が増えているため、実数が増えていることは不思議ではありません。では割合はどうか。同調査によると、アルコール依存症全体に占める65歳以上の高齢者の割合も、1990年代はじめには10％に満たなかったものが、2010年は20％を超えています」

ただし、これは10年も前の数字とのこと。アルコール依存症の割合を他のデータで見てみるとどうなのでしょう。

「あくまでも当センター（東京アルコール医療総合センター）の数字ですが、アルコール依存症で入院される患者さんの平均年齢は50代半ばで、これはこの20年変わりません。年代別の人数を見ると、40代と60代にピークがある2こぶラクダ型。このグラフの形も20年来変わりません。つまり当センターのデータを見る限りは、今の高齢者が昔よりも依存症になりやすいという根拠はありません。これは推測ですが、**医学の進**

歩によって昔より長寿の人が増えたので、高齢者で依存症になる人が増えたのではないでしょうか」（垣渕医師）

高齢者のほうが自制心があり、減酒はしやすい

しかし、身近な人を見ていても、高齢者のほうが親やパートナー、友人との死別、役職定年や定年退職による社会的地位の喪失などが積み重なり、それらを埋めるためにアルコールに手を伸ばしたくなる機会が多いように思います。やはり高齢者が依存症になるリスクは高いのではという気がするのですが……。

「むしろ、定年退職以降、酒席に出る機会が減ったり、若いころよりも少ない量で酔ったりするようになったため、自然とお酒の量が減ったという人も少なくありません。また、高齢者のほうが若い人よりも良識があり自制心も働くため、『健康のためにお酒を減らそう』と自ら減酒をする人が多いのも特徴です。仮にアルコール依存症

になったとしても、**高齢者のほうが若い人よりも立ち直りやすい**のはそのためです」（垣渕医師）

なるほど、これが大人のたしなみというものでしょうか。

「ただ、**定年退職後、することがないからお酒に手が伸びるという人がいる**のも確か。そういう人は、お酒を飲む暇もないくらい出かける場所や、することがあればいいのです。定年退職してからでは遅いので、それより以前から退職後のことを考えて、**セカンドライフを充実させる準備をしてほしい**ですね」と垣渕医師。

ではどのような準備をすれば？　次項で詳しく紹介しましょう。

生涯お酒を楽しみたければ、お酒以外でも人生を楽しむ

暇と寂しさをアルコールで埋めてはダメ

「アルコール依存症になる人は、もともとアクティブで暇な時間がつらいという人が多いですね。そういう人が定年退職すると、暇をもて余し、寂しさを埋めるためにアルコールを飲むようになりがちです。そうなると、当然アルコール依存症の危険性は高まります。**〝暇〟は依存症の大敵**なのです」と垣渕医師。

女性なら、カフェで友達と雑談をしたり、会社以外にも友達がたくさんいて定年退職後も案外忙しかったりするもの。それに対し男性は、特に目的のないおしゃべりが

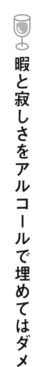

苦手だったり、無趣味だったりして、会社の人間関係がすべてという人が多く、定年退職後に暇をもて余す可能性が高いといえそうです。

垣渕医師は、「そうならないためには、若いころからの準備が必要。**仕事以外の人間関係をちゃんと築くように意識し、ご夫婦で共通の趣味を見つけておく**のもいいでしょう」と提案してくださいました。

〝ありたい自分〟を目標に、お酒との〝適切な距離〟を見つける

垣渕医師は、現役時代に断酒を開始したアルコール依存症の患者さんが定年後も断酒を続けられるよう、定年を意識する時期になったら退職後に何をするかなど、将来の計画を立てて10年がかりで断酒に取り組むそうです。**目標があれば暇をもて余すこともなく、依存症を克服しやすくなります**。

たとえば、ある患者さんは依存症の治療をしながら、海外にロングステイをすると

いう夢をかなえました。定年前から日本語教師の資格を取り、退職後は政府の派遣事業で東南アジアに渡って日本語教師のボランティアに参加。その後一時帰国しましたが、再び別の国で長期滞在を計画中だそうです。目標を掲げることで依存症を克服した好例でしょう。

また、別のある患者さんは、現役中に手話通訳の資格を取得し、退職後は裁判所などで手話通訳のボランティアをして忙しく暮らしています。もちろん依存症も改善しました。断酒中に、趣味で山登りを始めた人の事例もあります。その方は、毎週末山に登り、山の写真をインスタグラムで発信しています。それが好評で励みになり、今では山登りとインスタグラムの2つが趣味。インスタつながりで新しくできた友人も増えているそうです。

「アルコール依存症になる方は、意欲的でまじめな方が多い」と垣渕医師。目標をもつことで依存症を克服し、新たなチャレンジを楽しんでいる人がたくさんいることに、とても勇気づけられます。私の場合は、コロナ禍に再び大学生になり、夜は勉強時間にあてているため、必然的に家飲みが激減しました。夕食後のナイトウォーキングもまた、酒量を減らすのに一役買ってくれています」

お酒と同じくらい夢中になれるものがあれば、お酒を惰性で飲まなくてもいいのだと実感しています。「もう年だから……」などとためらうことはありません。いくつになっても目標をもって新しいことにチャレンジすることは、人生を豊かなものにしてくれます。そしてそれこそが、「操酒」の実現可能性を高めることにもなるのです。

お酒への依存度が深刻なら、自助グループに参加しても……

とはいえ、お酒を減らそうと思っても、自力では難しいという方も少なくありません。その場合はどうすればいいのでしょう？　垣渕医師は言います。

「おすすめは、**断酒会などの自助グループに参加すること**です。減酒の専門クリニックでデイサービスを行っているところもあるので、それに参加してもいいでしょう」

断酒の自助グループとは、同じようにお酒で悩む人たちが集まって体験談を語り合い、ともに依存症を乗り越えることを目的とした会のこと。全日本断酒連盟の「断酒会」や、アメリカが発祥の「アルコホーリクス・アノニマス（ＡＡ）」などがあり、全国各地で体験談を語り合うミーティングを行っています。

「自助グループに入ると人間関係も一気に広がります。断酒会の場合は、毎年全国大会があり、会の準備など役割もできて結構忙しく、それがまたやりがいにもなります」と垣渕医師。

自助グループとは少し異なりますが、私の知人はＳＮＳで酒量を減らす様子を発信。継続することで同じ目的をもつフォロワーがたくさん増え、それが励みとなり、目標を達成しました。体重も減り、血液検査の結果も「オールＡ」になったのだそう。お酒との〝適切な距離〟を見つけるために、人とのつながりは不可欠といえそうです。そのためにはさまざまなことに興味をもち、どんどん外に出ていくことがポイントとなりそうです。

第 **1** 章

きちんと
知っておきたい
飲酒の疑問

一生お酒と付き合うなら、
相手（お酒）のことをよく知っておきましょう。
古い言い伝えから都市伝説まで、
お酒にまつわる素朴な疑問に
お答えします。

Q

「酒は百薬の長」…じゃないって本当？

ANSWER

昔から、「酒は百薬の長」といわれてきましたが、どうやらそれは正しくないようです。少量の飲酒でも病気やがんのリスクを高めるという、お酒好きにとっては衝撃的な事実が明らかになりました。

適量の飲酒がよいのは一部の疾患に対してだけ

「酒は百薬の長」というフレーズは、お酒好きの弁解の定番。これを裏付けるのが**「Jカーブ効果」**です。1日平均純アルコール換算での消費量が、男性なら20g程度、

図　男女別のアルコール消費量と死亡リスクの関係

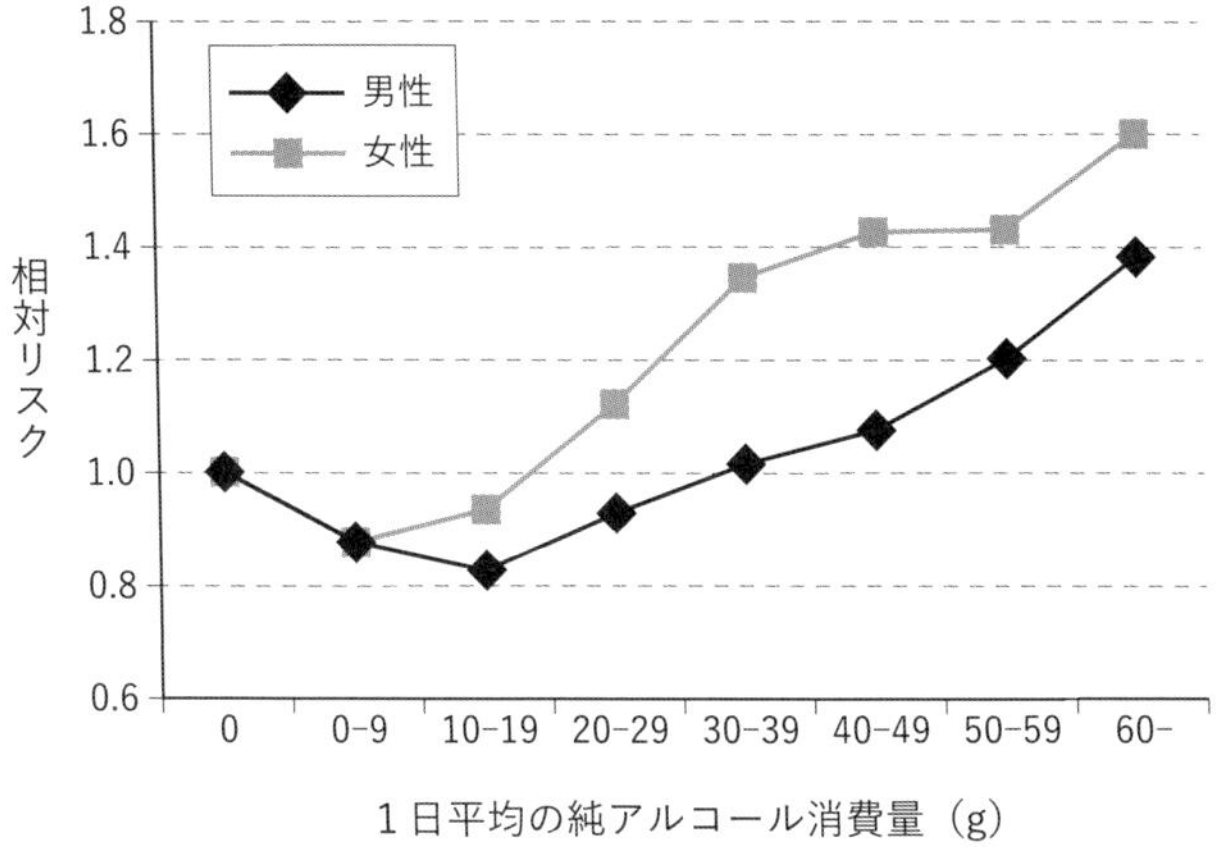

（Holman CD,et al.Med J Aust. 1996;164:141-145.）

女性なら9g程度までであれば、まったくお酒を飲まない人よりも死亡リスクが減るという海外の調査機関によるデータ（上図）で、グラフの形状が「J」の字に似ていることからJカーブといわれています。

日本でも、40～69歳の男女約11万人を9～11年間追跡したコホート調査の結果、総死亡率では1日平均純アルコール23g未満で最も死亡リスクが低くなることがわかっています。厚生労働省が2000年に発表した「健康日本21（第一次）」の中で、「節度ある適度な飲酒」と明記されていますが、これら国内外のデータがその根拠となっています。

Ｊカーブはお酒好きたち（私を含め）にとっては、飲酒をする際の安心材料となるありがたいデータとして知られてきましたが、疾患別に見ると、どうやらすべての疾患においてこの法則が当てはまるとはいえないことがわかっています。

心疾患や脳梗塞、糖尿病などの病気については、確かに少量の飲酒によって死亡リスクが低下する傾向が確認されていますが、高血圧や脂質異常症、脳出血、乳がんなど、飲酒量が増えると少量であってもリスクが着実に上がる病気も多くあるのです。心疾患や脳梗塞、糖尿病の罹患者数のほうが圧倒的に多いため、トータルとしてグラフがＪカーブを描いているにすぎなかったというのが真相のようです。

「飲酒量ゼロのほうが健康によい」という衝撃的なデータも

さらにショッキングなのが、２０１８年８月に世界的に権威のある医学雑誌『Lancet（ランセット）』に掲載された研究結果です。この論文で、**健康への悪影響を最小化す**

るなら飲酒量はゼロがいいことが報告されました。

また、2019年に産業医科大学高年齢労働者産業保健研究センター教授の財《ざい》津《つ》将《まさ》嘉《よし》さん（論文発表当時は東京大学大学院医学系研究科公衆衛生学教室助教）らが日本人を対象に研究した論文「低〜中程度の飲酒のがんへの影響」では、飲酒をしなかった人が最もがんの罹患のリスクが低く、飲酒した人のがん全体の罹患リスクは、飲酒量が増えるにつれて上昇すると報告されています。

具体的には、1日純アルコールにして23ｇ（日本酒1合程度）の飲酒を10年間続けることで、お酒をまったく飲まない人よりも、なんらかのがんにかかるリスクが1・05倍上がるというのです。

「たったそれだけ？」と思うかもしれませんが、これは1日23ｇのアルコールを10年間摂取した場合の数字。23ｇよりも多く、20年、30年と飲酒を続けたら確実にがんのリスクは上がっていくということを忘れてはいけません。この論文からもわかるように、**「酒は百薬の長」はもはや過去のもの**といえそうです。

Q お酒に「強い人」と「弱い人」、何が違う？

ANSWER

アルコール（より正確にはアセトアルデヒド）の分解力は、性別、体重、年齢によって異なります。主な要因となるアルコールの分解力は遺伝により決まっていて、まったく飲めない人は、訓練しても強くはなりません。

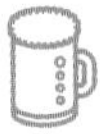

アセトアルデヒドの分解力がカギ。性別や体重、年齢によっても……

お酒に強いかどうかは**「アセトアルデヒド」**という物質の分解力で決定されるといわれています。アルコールはまず、胃や小腸で吸収され、主に肝臓でアセトアルデヒドに分解されます。アセトアルデヒドはさらに分解され、無害な酢酸になります。

アセトアルデヒドを分解してくれるのはALDH2（アルデヒド脱水素酵素）という酵素で、この酵素の活性が強いかどうかが、お酒の強さに関連しているのです。

ALDH2は、アルコールの分解力の強さによって、「活性型」（強い）、「低活性型」（弱い）、「失活型」（ほとんど分解しない）の3タイプに分類されます。活性型の人はお酒に強く、低活性型の人はお酒に弱い体質です。そして失活型の人は、お酒を飲めない下戸《げこ》体質なのです。このALDH2の型は、遺伝によって決まっています。

アセトアルデヒドは毒性が強く、顔が赤くなったり、吐き気や頭痛などの**「フラッシング反応」**を引き起こしたりします。アセトアルデヒドの分解が遅いと有害物質であるアセトアルデヒドが長く体内に留まるため、発がん性が高まる可能性もあります。

また、お酒の強さは、性別や体重、年齢によっても異なります。**女性は男性よりも肝臓が小さいため飲酒の影響を受けやすく**、少量のアルコールでも肝臓障害や依存症のリスクが高くなります。

アルコールによるさまざまな影響は、体内の血液量、水分量、肝臓の大きさによって異なります。一般的には体の大きい男性のほうが影響を受けにくい傾向にあります。さらに、あとの項で詳しく述べますが、加齢によってお酒に弱くなります。

飲み続けると強くなるのは、アルコール分解の別の経路ができるから

「もともとはお酒に弱かったが、飲んでいるうちに強くなった」「前よりも量を飲めるようになった」――お酒好きの間では、そんな声をたまに耳にします。実は私もその1人です。それにはこんな理由があります。

アルコールの分解経路には、アルコール脱水素酵素（ADH1B）とアルデヒド脱水素酵素（ALDH2）を使って分解する〝もともとの経路〟と、ミクロゾームエタノール酸化酵素系（MEOS《メオス》）という酵素群を使って分解する〝新たにできる経路〟の2種類があります。お酒に強い人は、ALDH2の活性が高いので、ADH1B→

アルコール分解のメカニズム

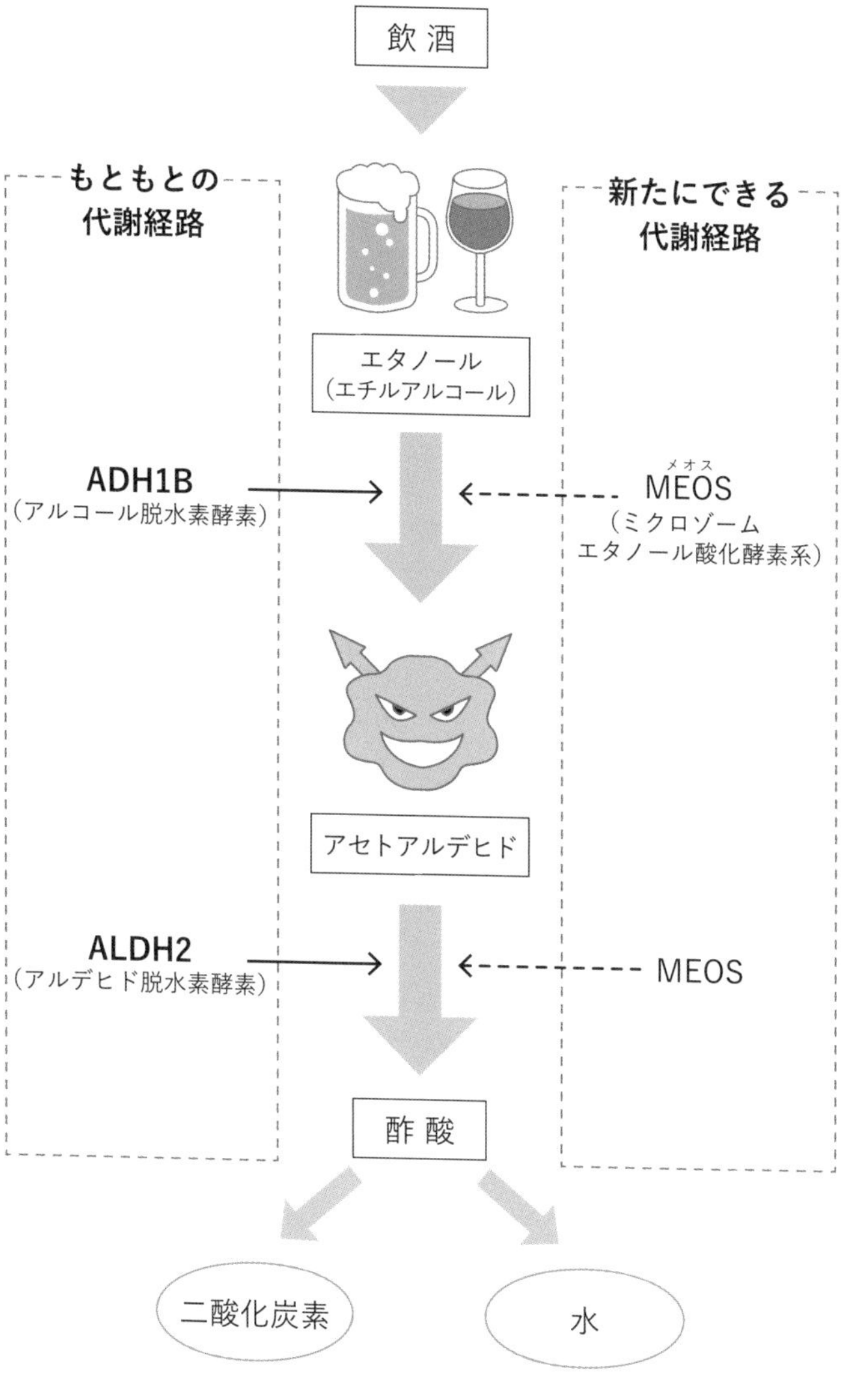

ＡＬＤＨ２の経路でどんどんアルコールを分解します。一方、お酒に弱い人は、ＡＬＤＨ２の活性が弱く、なかなかアルコールを分解することができませんが、飲み続けるうちにもう１つの経路＝ＭＥＯＳの経路を使って分解されるようになります。

このＭＥＯＳの経路は、お酒を飲めば飲むほど盛んに使われるようになります。もともとはお酒が弱くても飲み続けると強くなるのはこういうわけなのです。しかしこれは一過性なので、しばらく飲まないでいるとまたもとに戻ります。

ただし、**ＡＬＤＨ２が失活型の人は体質的に飲めない人なので、飲んで強くなることはありません**。強くなろうと思って無理に飲むと危険なので要注意です。

お酒好きは、薬によって効果が変わることも

ところでＭＥＯＳは、本来は薬などの「異物」を分解するための酵素です。飲酒によって、ＭＥＯＳが大量に分泌されるようになると、薬が効きにくくなったり、逆に

効きすぎたりするようになることがあります。

薬の説明書に「服用の際、アルコールは控えてください」と書いてあるのに気づいたことはあるでしょうか。お酒と薬を一緒に飲むと、酵素の取り合いになってしまい、薬が完全に分解されないまま血中に入ってしまうことになります。そのため、薬が効きすぎてしまうのです。

ちなみに、グレープフルーツにも同様の作用があります。グレープフルーツに含まれる成分がＭＥＯＳの酵素の働きを一部疎外してしまうのです。そのため特に、カルシウム拮抗薬（降圧剤）を飲んでいる人は、薬が効きすぎて血圧が過剰に下がることがあるので要注意です。

お酒の強さは遺伝子で決まっていて、変えることはできない？

ANSWER

お酒の強さは遺伝的に決まっています。遺伝子のタイプを変えることはできませんが、どのタイプかを調べれば、自分がお酒に強いか弱いかがわかり、潜在的な病気のリスクを知ることもできます。

顔が赤くなったり動悸《どうき》がしたりするのは、アセトアルデヒドが原因

お酒を飲んで顔が赤くなる、冷や汗をかく、動悸がするなどはフラッシング反応と呼ばれ、アルコールの代謝の過程でできるアセトアルデヒドの毒性が原因です。メカ

ニズムを説明すると、アセトアルデヒドの作用によって毛細血管が拡張され顔が赤くなります。また、アセトアルデヒドによって交感神経が刺激されるため脈拍が上がり、その結果として血圧が上がって冷や汗が出るなどの症状が引き起こされるのです。

フラッシング反応の有無は、アルデヒド脱水素酵素（ＡＬＤＨ２）の活性の強さによります。活性が強い人はフラッシング反応が起こりにくく、弱い人はフラッシング反応が起こります。

ただし、毛細血管への反応については個人差があり、低活性型や失活型であっても顔が赤くならない人もいます。「顔が赤くならないのでお酒に強い」と思っていたら実は失活型や低活性型だった、ということもあるので、注意が必要です。

日本人の４割はお酒に弱い（低活性型）遺伝子をもっている

前項で述べたようにＡＬＤＨ２には３つの型があり、どの型かは遺伝子によって決

アルデヒド脱水素酵素（ALDH2）の遺伝子——3つのタイプ

活性型（NN型） お酒に強い酒豪タイプ 	アルコールを ADH1B → ALDH2 の経路でどんどん分解。顔が赤くなることはほとんどなく、いわゆる酒豪と呼ばれるタイプ。飲めるだけに依存症のリスクが高い。日本人の 50％を占める。
低活性型（ND型） 弱いがそこそこ飲めるタイプ 	飲むと顔が赤くなる人が多いが、飲めないわけではない。飲み続けて新たなアルコール代謝経路ができると一見強くなる。ただし、活性型より病気のリスクが高く注意が必要。
失活型（DD型） まったく飲めない下戸タイプ 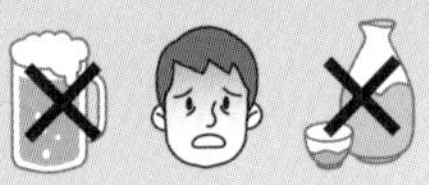	アセトアルデヒドの分解ができないため、飲むと顔が真っ赤になり動悸もするなど、フラッシング反応が激しく現れる。無理して飲むと危険なので、周囲の人も決してすすめないように。

まっています。

活性型（ＮＮ型）は、両親から分解能力の高い遺伝子を引き継いでいます。飲んでもアルコールをどんどん分解し、フラッシング反応もほとんど起こりません。

低活性型（ＮＤ型）は、分解能力が高いＮ型と分解能力が低いＤ型の遺伝子を引き継いでいます。飲めなくはありませんが、基本的に弱く、フラッシング反応も起こります。

両親からアルコールに弱い遺伝子だけを引き継いだのが失活型（ＤＤ型）で、ほとんどお酒を飲めません。奈良漬けを食べただけで赤くなる人もいますが、それもこのタイプです。

人種でいえば、**日本人などの黄色人種は50％が活性型、40％が低活性型、10％が失活型**といわれています。一方、黒人や白人はほとんどが活性型です。

活性型、低活性型、失活型――タイプ別のリスクとは

活性型の人はお酒に強い分、多量飲酒が常習化しやすく、アルコール依存症にもなりやすいので注意が必要です。

失活型の人は、そもそもアルコールを分解できない体質なので、短時間に大量飲酒をすると急性アルコール中毒になる可能性があります。無理に飲む必要はありませんし、すすめられてもきっぱり断りましょう。

注意してほしいのが低活性型の人です。前項で述べたように、飲み続けるとＭＥＯＳ経路が活性化し、一時的にお酒に強くなりますが、もともとはアルコール耐性が低

いので活性型に比べてお酒が残りやすく、アセトアルデヒドの毒性に長くさらされることになってしまいます。その結果、強いフラッシング反応があるだけでなく、**活性型の人よりも咽頭がんや食道がんなどの罹患リスクも高まってしまう**のです。

遺伝子の型を知って、自分に合った飲み方をしよう

「顔に出ないから強いと思っていたら実は低活性型だった」「失活型と知らずに飲んで気分が悪くなった」ということがないよう、自分の遺伝子型を知っておきましょう。ＡＬＤＨ２の活性だけでなく他の病気の罹患リスクなどを知るためにも有効です。

調べ方としては、１つには、市販の**「アルコール感受性遺伝子検査キット」**を使用する方法があります（⇒１４０～１４１ページ）。口腔粘膜を付属の綿棒を使って自分で採取し、検体を検査機関に郵送すると、数週間後に結果が郵送されてきます。この検査では、自分のアルコール耐性がわかるだけでなく、病気のリスク、体質特性な

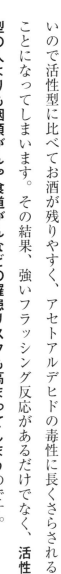

どを知ることができます。金額は5千円～1万5千円といったところです。

もっと安価に調べたいなら、**「アルコールパッチテスト」**という方法があります。市販の消毒用アルコールを脱脂綿に含ませ、上腕部の内側に7分間テープなどで固定、はがした直後と10分後に、脱脂綿を当てていた箇所の肌の色を観察します。肌の色が変化しないのがＡＬＤＨ２活性型、10分後に肌が赤く変化するのが低活性型、脱脂綿をはがした直後から赤くなるのが失活型です。ただ、まれに失活型でも赤くならない人がいるので、正確に調べたいなら遺伝子検査がよいでしょう。

自分のタイプを知っておくことで、無理な飲み方をしなくなりますし、病気のリスクを知っていればそれを回避しながらお酒を飲んだり、日々の食事や生活習慣にも気をつけたりするようになります。長くお酒と付き合うためにも、ぜひ調べておくことをおすすめします。

Q 休肝日を設ければ、肝臓への負担は減らせる？

ANSWER

厚生労働省の「飲酒ガイドライン」では、週2日は休肝日を設けることが望ましいとされ、週3日以上の休肝日で総死亡リスクやがんによる死亡リスクが抑制されると報告されています。

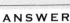

厚労省の「飲酒ガイドライン」でも休肝日を推奨

厚生労働省が2023年に発表した「飲酒ガイドライン」では、アルコール摂取の1日の適量は「純アルコール換算で約20g程度（女性やお酒に弱い人、65歳以上の高齢者はこの半分程度)」とされています。これはビールならロング缶1本(500㎖)、日本酒なら1合(180㎖)、ワインならグラス2杯弱にあたります。ただし、これまで私が多くの専門医に取材してきたところでは、**「65歳以上の高齢者においては、より少量の飲酒が適当」**という見解が主流。年齢別の明確なガイドラインは、今のところありません。

「飲酒ガイドライン」にはアルコール摂取の1日の適量に加え、「週2日程度は休肝日を設けることが望ましい」と明記されています。厚生労働省が行った「多目的コホート研究(生活習慣と病気の関係を調べるための大規模な疫学調査)」では、「週に3日以上の休肝日があると、かなり多量の飲酒をしていても、総死亡リスクとがんによる死亡リスクの増加が抑制される」と報告されています。

「ということは、休肝日さえあればどれだけ飲んでも大丈夫なのね!」と、思わず小躍りしたくなりますが、そういうわけでもなさそうです。

問題は、休肝日よりも飲んだお酒の総量

休肝日を設けても、お酒の総量が減らなければ意味がありません。厚生労働省が推奨する適量20gは、週にすれば純アルコール150g程度。たとえば週3日が休肝日だとしたら、残り4日の飲酒量を、純アルコール150g程度に抑える。そして、その総量を少しずつ減らしていくことが望ましいのです。

では、「1週間で純アルコール150g」の総量を守れば、休肝日を設けなくていいのか、というとそうではありません。

アルコールには発がん性があり、アルコールが分解されることによってできるアセトアルデヒドもがんの原因になることがわかっています。たとえ少量でも毎日アルコールを飲めば、肝臓はアルコールをアセトアルデヒドに分解する作業を繰り返します。毒性の強いアセトアルデヒドを毎日分解するのは細胞にとってはかなりの負担。ということは、休肝日によって1日でもこの作業がなくなれば、体への負担はぐっと

少なくなるわけです。その効果はコホート研究からも明らかです。

同じ量を飲んでも、休肝日のあるなしで死亡リスクは変わる

たとえば、1週間あたりの純アルコール摂取量が450g超の男性の場合、休肝日がない人（週5～7日飲む人）は、ある人（週1～4日飲む人）に比べ、死亡リスクが1・8倍という結果が出ています。

逆にいえば、**1週間で同じ量のお酒を飲んでも、休肝日がある人は死亡リスクが下がる**ということ。やっぱり休肝日には意味があるのです。

1週間に2日以上の休肝日を設け、純アルコールの摂取量は150g以内に抑えるよう心がけましょう。一生に飲むお酒の総量が決まっているとすれば、休肝日を設けた分、それだけ長くお酒を楽しめるということ。そう考えれば、がんばって休肝日をつくれるのではないでしょうか。

Q なぜ二日酔いになるの？　解消法はある？

ANSWER

二日酔いの原因は、ズバリ、大量飲酒によるアルコールの過剰摂取です。ならないためには飲みすぎないことが一番。二日酔いになった場合の決定打となる解消法はなく、安静にしている他はなさそうです。

二日酔いの理由はシンプルに「飲みすぎ」

二日酔いとは、過度なアルコールの摂取によって、頭痛、吐き気、胸やけ、眠気などの症状が翌日まで続く症状のこと。これらの症状は時間がたてば自然になくなりますが、仕事に支障が出るほど強い症状が出ることもあり、できれば避けたいものです。二日酔いになる理由はいたってシンプル。それは、**「体の処理能力を超えるアルコールを飲んだ」**から。そうならないためには自分の処理能力を知っておくことが大切です。でも、自分の処理能力はどうやったらわかるのでしょう。

自分のアルコール処理能力を知る方法

まず知っておきたいのが**純アルコール量**です。純アルコール量とはお酒に含まれるエタノールの量のことで、アルコール度数÷100×飲んだ量（㎖）×0.8（エタノールの比重）＝純アルコール量（g）となります。一方、**1時間で分解できる純アルコール量は、「体重（kg）×0.1」（g）**といわれています。たとえば体重50kgの人が1時間に処理できる純アルコールは5gということ。お酒に換算すると、ビールならロング缶約4分の1本。ウイスキーならダブル約4分の1杯。驚くほど少ないのです。

よく、「チャンポンで飲むと悪酔いする」といわれますが、それは、チャンポン自体が悪いのではなく、アルコール度数が異なるお酒をあれこれ飲むと自分の飲んだ総量がわからなくなってしまうのが問題なのです。

そして、最悪なのが一気飲み。短時間でその人の処理能力を超えた量を飲んでしまう可能性があるからです。それにより血中アルコール濃度が急上昇し、脳に悪影響が生じます。次第に昏睡状態になり、さらには死に至る危険性もあります。

こうなると、楽しい酒席どころではなくなります。ぜひ、自分の処理能力を把握して、よく飲むお酒1杯あたりの純アルコール量は覚えておきましょう。

すきっ腹でお酒を飲まないことも重要。空のお腹にいきなりお酒が入ると血中アルコール度数が急激に上昇し、二日酔いをしやすくなるからです。お酒を飲む前に何かを食べておくと、胃腸からのアルコール吸収速度がゆるやかになり二日酔いの予防になります。おすすめはチーズなど、消化吸収されにくく胃に長くとどまるもの。固形物をお腹に入れておくことで、飲むスピードがゆるやかになる効果も期待できます。

二日酔いが起こる仕組みは、実は謎に包まれたまま？

二日酔いの原因はお酒の飲みすぎであることに疑いの余地はありませんが、なぜそれがあの不快な症状を引き起こすのか、そのメカニズムは完全にはわかっていません。

毒性が強いアセトアルデヒドが二日酔いを引き起こすのでは、とも思うのですが、意外にもそうではないのです。なぜなら、二日酔いの人を検査しても血中からアセトアルデヒドが検出されることはほとんどないという報告があるからです。これは、お酒に強い人の場合は、どんどんアセトアルデヒドが分解されるためだと考えられています。

メカニズムがわからない以上、治療法も決定打がなく、今のところ、**頭痛や吐き気を改善するための薬物治療か、安静にしているくらいしかありません**。

とはいえ、二日酔いの原因の候補としては、離脱症状、ホルモン異常、脱水、低血糖、酸性・アルカリ性のアンバランス、炎症反応などが挙がっています（下表参照）。

「離脱症状」とは、アルコール依存症の人がお酒を控えたときに起こる禁断症状のこと。アルコール依存症の禁断症状には、吐き気、動悸、冷や汗、手が震えるといったものがありますが、これらはまさに二日酔いの不快な症状と同じ。ゆえに、**二日酔い＝軽度の離脱症状だという説がある**のです。

二日酔い特有の症状を引き起こすと考えられている原因は、他にもたくさんあ

二日酔いの原因の候補

- 軽度の離脱症状
- ホルモン異常・脱水・低血糖・その他
- 酸塩基平衡のアンバランスや電解質の異常
- 炎症反応の亢進
- 睡眠や生体リズムの障害
- アセトアルデヒドの蓄積
- 胃腸障害
- メタノール
- 酒に含まれる不純物（コンジナー）

出典：e- ヘルスネット（厚生労働省 HP より）

ります。

たとえば、お酒を飲むとトイレが近くなりますが、それはアルコールによって抗利尿ホルモンが抑制されるから。その結果尿量が増え、体は脱水症状になります。これが、二日酔い特有の口の渇きや吐き気、倦怠感、頭痛などの原因になっているという説もあります。

また、アルコールによって、血糖値を下げるインスリンや、血糖値を上げるグルカゴンなどのホルモン分泌が異常をきたし、低血糖となります。これが、吐き気や冷や汗などの二日酔いの症状を引き起こすとも考えられています。

なお、二日酔いの際の疲労感は、アルコールによって体のpHが酸性に傾くからともいわれています。その他、二日酔い状態では炎症反応のマーカーが高値になりますが、炎症も体によくない作用の1つ。消炎鎮痛剤が二日酔いの改善にある程度効果があるのはそのためです。

Q 二日酔い対策に「迎え酒」が効果ありって本当？

ANSWER

迎え酒で二日酔いが一時的にすっきりするのは、アルコール依存症の人が禁断症状に耐えられずにお酒を飲んで楽になるのと同じ理屈。迎え酒を繰り返すと、本当のアルコール依存症になるリスクがあります。

迎え酒は、実は危険な対処法

前述したように、二日酔いになる仕組みは明らかになっておらず、せいぜい水を飲んで寝ているくらいしか効果的な改善法もありません。ところが、お酒好きの人の中には、「二日酔いは迎え酒で治す」というツワモノも少なくありません。確かに二日酔いの症状が残ったままお酒を飲むと、あくまで一時的ですが、不快な症状が吹き飛んですっきりしたような気分になることがあります。これはどういう仕組みなのでしょうか。

前項で、二日酔いは軽度の離脱症状が原因という説があると述べました。そのメカニズムを説明すると、まずアルコールを飲むと脳は「機能変化」を起こします。機能変化を起こした脳は、もとに戻ろうとします。このときに出るのが、吐き気、動悸、冷や汗、手が震えるといった症状で、俗に**「禁断症状」**といわれるものです。アルコール依存症の人は、禁断症状に耐えることができないのでアルコールを終始飲み続け、脳が機能変化を起こしっぱなしの状態になっているのです。

ということは、**迎え酒は、アルコール依存症の人が禁断症状に耐えられずに飲むお酒と同等といっても過言ではありません**。だから、一時的にすっきりした気になるのです。怖いのは、**これを繰り返すと本当のアルコール依存症になってしまう**こと。そう、迎え酒は危険なのです。まずは、二日酔いにならない飲み方をすることを心がけましょう。

二日酔いをしない飲み方とは

前項で、自分のアルコール分解力を知っておくことが飲みすぎ防止につながると述べましたが、他にも二日酔いを防ぐ方法があります。

それは、**二日酔いになりにくいお酒を選ぶ**こと。

同じ濃度・量のお酒を飲んでも、ウイスキーとジンではウイスキーのほうが二日酔いになりやすく、また、赤ワインと白ワインでは赤ワインのほうが二日酔いしやすいという報告があります。

その理由は、ウイスキーや赤ワインのように色のついたお酒には、水とアルコール以外の不純物（コンジナー）が多く含まれ、それが二日酔いを招く原因になっているからです。

また、醸造酒は蒸留酒に比べてコンジナーが多いため、二日酔いになりやすいこともわかっています。蒸留酒は醸造酒を蒸留して製造されます。この過程でアルコール濃度が高まると同時にコンジナーが取り除かれます。そのため蒸留酒は二日酔いになりにくいのです。

覚えやすくまとめると、**〝色がついているより、色のついていないお酒〟、〝醸造酒より蒸留酒〟が二日酔いになりにくい**ということになります。

また、炭酸系のお酒は胃の蠕動《ぜんどう》運動を促進し、アルコールの吸収を早めてしまいます。同じお酒を飲むならソーダ割りよりも水割りにしたほうが賢明です（詳しくは126ページもお読みください）。

二日酔いの大きな原因となる血中アルコール濃度の急上昇。それを抑えるためには、チェイサー（水、ノンアルコールの飲み物）を飲むなども有効です。

年をとるとお酒に弱くなるって本当？

ANSWER

本当です。理由は2つ。1つは肝臓の機能が落ち、アルコールの分解速度が遅くなるから。もう1つは、加齢にともない体の水分比率が下がり、体内のアルコール濃度が高くなりやすいからです。

50歳をすぎて実感するお酒の抜けにくさ

私ごとで恐縮ですが、50歳をすぎてから、お酒に弱くなったなと感じる今日このごろ。20代のころはいくら飲んでも二日酔いになることはめったにありませんでしたが、最近では少しでも飲みすぎると翌日は必ずお酒が残るようになりました。二日酔いになったときも、20代のころはお昼ごろにはお酒が抜けて元気になったものですが、今では夕方になるころにようやく調子が戻ってくる始末。飲み方も、明日のことを考えて「あと1杯飲みたいな」と思うところでやめる、〝大人な〟飲み方に変わりました。それはそれでよいことなのかもしれませんが、若いころから酒豪を誇ってきた身としてはなんとなく寂しさを感じます。

さらに「飲むとすぐ眠くなる」ことも、加齢によって出てきた変化の1つ。酒席でうとうとして一瞬意識が飛ぶこともしばしば。なんとも情けないありさまです。いったいなぜ、年をとるとこうもお酒に弱くなるのでしょうか。

加齢でお酒が弱くなる2つの理由

年をとるとお酒に弱くなる理由は主に2つ。

1つには、**肝臓の機能が落ち、アルコールを分解する速度が遅くなるから**。アルコールの分解速度が一番早いのは30代で、それ以降は徐々に処理能力が落ちていきます。同じ量のアルコールを摂取したとしても、若いころより分解スピードが遅いので、血中アルコール濃度は高くなってしまいます。お酒がなかなか抜けないと感じるのはそのためです。要するに、加齢とともに肝臓も老化するため分解速度が遅くなるというわけです。

もう1つの理由は、**加齢によって体の水分比率が下がるから**です。人間の体には多くの水分が含まれています。赤ちゃんのときは体の80%が水分ですが、年齢とともにだんだん減り、高齢者になると50〜55%程度になります。たくさんの水と少ない水に同じ分量のアルコールが入るとしたら、少ない水のほうがアルコール濃度は高くなるのは当然のこと。それゆえに高齢になると血中アルコール濃度が高くなりやすいのです。年を重ねるとお肌もかさかさになり、水分量の低下を実感しますが、お酒の強さにも影響があるとは驚きですね。

今後どんなことに気をつけてお酒と付き合えばいい？

気持ちは若いままでも確実に体の機能は衰えていきます。今後、どんなことに気をつけてお酒を飲めばいいのでしょうか。

アルコールには抗利尿ホルモンを抑制する働きがあり、尿量が増えるため脱水症状が進みます。加齢によって体内の水分量が減っているうえに、さらに水分が減るので血中アルコール濃度が上がってしまいます。チェイサーを必ず準備し、時間をかけてゆっくり飲む。そしてそれ以前に大切なのは、飲酒量を減らすことです。個人差もあり一概にはいえませんが、**若いころの半分以下まで思い切って減らすほうがいい**という専門家の声もあります。

適量は人それぞれなので、加減しながら自分にとってちょうどいい量を見極めるのがよさそうです。

Q

「糖質オフ」のお酒は血糖値対策に効果はあるの？

ANSWER

効果はあります。ウイスキーや本格焼酎などの蒸留酒は糖質ゼロなので、血糖値は上がりません。糖質がゼロでもアルコール自体にカロリーがあるのでカロリーゼロではありません。飲みすぎは肥満につながるので要注意。

お酒は大別して醸造酒、蒸留酒、混成酒の3種類があります。醸造酒は原料に酵母を加えてアルコール発酵させて造ったお酒で、ビールやワイン、日本酒が代表的。蒸留酒は醸造酒をさらに蒸留させて造ったお酒で、ウイスキーやブランデー、本格焼酎、泡盛、ジン、テキーラなどがあります。

醸造酒の特徴は、アルコール度数が比較的低く、糖質が多いこと。アルコール度数が低いからといって飲みすぎると、糖質の取りすぎになるので注意が必要です。一般的に、ビール100mℓあたりに含まれる糖質は3・0g、日本酒の場合は5・0g、赤ワインには1・5gの糖質が含まれています。これに対し**蒸留酒は、製造過程で糖質がカットされるので糖質はゼロ**。飲んでも血糖値は上がりません。

醸造酒や蒸留酒に果実やハーブなどを加えた混成酒に分類される梅酒は意外に糖質が多く、100mℓあたり21・7g。また、糖質ゼロの蒸留酒であっても甘いソーダやフルーツジュースなどで割ると当然糖質の量が増えてしまいます。

「糖質ゼロ」は本当に糖質をまったく含まない？

糖質制限ダイエットのブーム以来、「血糖値が気になるのでビールや日本酒を控えている」という声をよく聞くようになりました。とはいいつつも、「最初の1杯はやっぱりビールで」という酒飲み文化は捨てがたいし、風呂上りのビールは何ものにも代えがたい。そこで重宝されるのが、「糖質ゼロ」のビールです。これなら糖質を心配することなくビールが飲めますね。

ただし、**「糖質ゼロ」といっても、まったく糖質が含まれていないわけではありません。**消費者庁の食品表示基準では、100㎖（g）あたり0・5g未満の糖質を含む飲料や食品を、「糖質ゼロ」と定義しています。ちなみに、「糖質オフ」の場合は100㎖あたり2・5g以下と定められています。

気になるお酒のカロリーは？

糖質ゼロであればカロリーもゼロなのか、と都合よく考えたくなりますが、実は**糖質がゼロでもアルコール自体にカロリーがある**ので、飲みすぎは肥満につながります。

日本食品標準成分表2020年版（八訂）によると、ビール1缶（350㎖）のエネルギーは137kcal前後。白ワイングラス1杯（125㎖）は94kcal。日本酒1合（180㎖）は193kcal。もともと糖質を含まない蒸留酒も同様。焼酎100㎖あたりは193kcal、ウイスキーシングル1杯（30㎖）は68kcalです。

コンビニで売られているおにぎり1個は170〜180kcalですから、**がぶがぶ飲んでいたら大量のおにぎりを食べるのと同じ**。当然太るわけです。

さらに衝撃的なデータが、2020年9月に欧州国際肥満学会で報告されました。この報告によると、1日あたり缶ビール（350㎖）半分〜1缶のアルコール摂取で、肥満やメタボリックシンドロームのリスクが1・1倍、1〜2缶で1・22倍、2缶超では1・34倍高まるそう。

1・1倍とはいえ、缶ビールたった半分でも肥満のリスクが高まるとは驚きです。「お酒にもカロリーがある」ということを頭の片隅におきつつ、セーブしながら飲むようにしましょう。

Q

お酒は血圧を下げるって本当？

ANSWER

お酒を飲むと、アルコールがアセトアルデヒドに分解される過程で血圧が下がりますが、あくまでも一時的なもの。長期的に飲み続けると血圧は上昇し、心筋梗塞や脳梗塞の原因になることもあります。

アセトアルデヒドが血圧を下げるが、効果は一時的

アルコールは、アルコール分解酵素によってアセトアルデヒドに分解されます。アセトアルデヒドが血管中に増加すると、血管を広げるために、アルコールを飲んだあ

とは血圧が下がります。しかしこれはあくまでも一時的なもの。多量のアルコールを長期にわたり飲み続けると、血圧は、平均約５㎜Hg～10㎜Hg程度上昇するといわれています。塩分の多いおつまみと一緒に飲むと、さらに血圧が上昇してしまいます。要するに、長期的に見ると、飲酒は決して血圧を下げることにはならないのです。

高血圧の状態が長く続くと、血管が常に刺激されることになり、動脈がもろくなります。また、心臓は強い圧力で血液を送り出さなければならないので、血管に負担がかかります。そしてやがて、重篤な心筋梗塞や脳梗塞などを引き起こします。

血栓を溶かす本格焼酎と泡盛

お酒好きには耳が痛い話ばかりですが、何か飲酒が健康によいことはないのでしょうか、と思っていたら朗報が。それは、**本格焼酎や泡盛には血栓を溶解する酵素を活性化する効果がある**というもの。

血栓とは、血管の内部にできる血の塊のこと。加齢や不摂生な食生活によってドロドロになった血液中の血小板が固まってできるもので、血液の流れを滞らせ、やがて動脈硬化や心筋梗塞など、死に至る重篤な疾患を引き起こすやっかいなものなのです。

血管と血液が正常な状態であれば血栓ができることはまずありません。なぜなら、血栓を溶かす酵素であるｔ－ＰＡ（組織プラスミノゲンアクチベータ）やウロキナーゼが活躍してくれるから。これらの酵素は血漿《けっしょう》中に含まれる酵素・プラスミノーゲンに働きかけ、たんぱく質を分解する作用がある活性型の**「プラスミン」**を生成します。このプラスミンによって、血栓を肥大化させるフィブリンというたんぱく質を分解し、血栓を溶解するのです。

倉敷芸術科学大学の須見洋行《すみひろゆき》名誉教授の実験によると、本格焼酎と泡盛には、ｔ－ＰＡやウロキナーゼの分泌や活性を促す効果があることがわかっています。お酒を飲まない人と、本格焼酎や泡盛を飲んだ人で比べると、その差は2倍近くにもなるのです。

ここでいう焼酎とは、甲類や甲乙混和焼酎ではなく、乙類といわれる、単式蒸留器で蒸留した昔ながらの本格焼酎のこと。その中でも特に、芋焼酎と泡盛がｔ－ＰＡやウロキナーゼの活性を高めることがわかっています。

ただし、いくらでも飲んでよいわけではなく、適量は純アルコールで20ｇ。本格焼酎（25度）ならわずか１００㎖と、酒豪には厳しい数字です。一方、血栓溶解の効果は得たいけど本格焼酎は飲めない、という人には朗報も。なんと、**本格焼酎と泡盛は、香りをかぐだけでも、ｔ－ＰＡやウロキナーゼの活性を上げる**というのです。さらに、本格焼酎は善玉コレステロールを増やし、心筋梗塞や脳梗塞のリスクを下げるといううれしい効果も。加えて、本格焼酎は蒸留酒なので糖質もゼロ。健康を気にするお酒好きには強い味方なのです。

ところで、健康に飲むためにはお酒のおつまみも厳選したいところです。おすすめは納豆。納豆のネバネバ成分にはたんぱく質分解酵素のナットウキナーゼが含まれていて、本格焼酎の血栓溶解作用との相乗効果が期待できます。薬味にネギを使えばネギの血小板の凝集を阻害する効果も加わり、さらにおすすめですよ。

Q

お酒を飲む人に肥満が多いのはなぜ？

ANSWER

お酒だけではそれほど太りません。肥満の大敵は、お酒ではなく高カロリーなお酒のおつまみです。サラダや酢の物など低カロリーのおつまみを選び、１日３食のトータル摂取カロリーをコントロールしましょう。

お酒だけではそんなに太らない

お酒を飲むと太るといわれますが、実はお酒だけならそんなに太りません。

なぜなら、純アルコール1gあたりのカロリーは、7・1kcal。このうちおよそ70％

は代謝で消費されるともいわれるからです。そのため、お酒は「エンプティ（＝空）カロリー」、つまり太らないという説もあるのです。

ただし、これはあくまでも純アルコールの話。ビールや日本酒、ワインなどの醸造酒には糖質などが含まれているので、たくさん飲めば当然、肥満のリスクにつながっていきます（⇒64ページ）。やはり適量を守ることは大事なのです。

意外に高カロリーなお酒のおつまみ

「適量を飲んでいるのに太る」という人は、まずおつまみを見直してみましょう。**お酒好きで太る人は、たいていおつまみの食べすぎが原因**だと考えられます。

たとえば、飲み屋でよく頼んでしまいがちなメニューで考えてみましょう。

鶏のから揚げ（３〜４個）２８６㎉、さつま揚げ（１００ｇ）１５０㎉、ポテトサラダ（１２０ｇ）２００㎉。これにビール中ジョッキ１杯２００㎉を加えて合計

836kcal。軽い昼定食くらいのカロリーです。

ビール1杯で終わることはまずないでしょうし、最後は締めのラーメンも欲しくなります。ラーメンはトッピングやスープによって大きく変わりますが、だいたい500~1500kcal前後。下手をしたら、夜の飲食だけで1日に必要な成人男性のエネルギー量（2200±200kcal）を軽く超えてしまいます。

3食全体でカロリーをコントロールしよう

太らないためには1日の中でカロリーをトータルにコントロールすることが大事です。日常的にお酒を飲んでいる人はおつまみを合算してカロリーを計算しましょう。

食事は必ず3食とること。朝は面倒ならフルーツだけでも食べましょう。満腹感を得られるプロテインもおすすめです。

ちなみに、「夜お酒を飲むから朝昼を抜く」のは逆効果。空腹時間が長くなりすぎると夜の飲食でドカ食いしてしまうからです。

酒席では、枝豆、サラダ、酢の物など、低カロリーで食物繊維が多いものをはじめに食べると、胃壁や腸壁をアルコールから守ってくれ、さらにはアルコールの吸収も抑えてくれます。湯豆腐、イカソーメンなど良質なたんぱく質もおすすめです。

お好み焼き、ピザ、餃子などは脂質や糖質が多く、中性脂肪の上昇や体重増加につながりやすいので控えましょう。

毎朝体重計に乗って、現実を直視することも重要。1kgくらいの体重増加はまあいいかと自分を甘やかせていると、ちりも積もれば、で肥満街道まっしぐら。肥満の先はメタボリックドミノといわれる生活習慣病の連鎖につながっていきます。

Q

お酒を飲む人は中性脂肪値が高くなるのはなぜ？

ANSWER

アルコール分解の過程で、脂肪のもとが作られる一方、脂肪の燃焼は抑制されるため、脂肪がどんどんたまっていきます。脂肪の多いおつまみや、締めの炭水化物もきっちり脂肪になるので要注意です。

アルコールの代謝の過程で、中性脂肪の合成が促進される

アルコールを飲むと中性脂肪が増えるといわれますが、それはなぜでしょうか。そのメカニズムはなかなか複雑です。まず、胃や腸から吸収され肝臓に運ばれたア

ルコールはアルコール脱水素酵素（ＡＤＨ１Ｂ）によってアセトアルデヒドになり、次に、アルデヒド脱水素酵素（ＡＬＤＨ２）によって酢酸に分解されます。酢酸はその後、アセチルＣｏＡを経て最終的にエネルギー源になるとともに、余った分は脂肪酸を生成しますが、この脂肪酸が中性脂肪のもとになります。一方、アルコールが肝臓で代謝されている間は、脂肪を燃焼するプロセスが抑制され、脂肪が燃焼されにくくなります。このため、代謝されない過剰な脂肪酸は肝臓に蓄積されやすくなります。

中性脂肪のもとはどんどん作られるのに、脂肪の燃焼は抑制されるため、中性脂肪がどんどんたまってしまうのです。

日本人の３人に１人は脂肪肝！

中性脂肪は、肝臓にたまると脂肪肝となります。そして、実に**日本人の３人に１人は脂肪肝**といわれています。

1日の純アルコール摂取量が60ｇ（日本酒で3合弱）を超えている人は、アルコール性脂肪肝に要注意です。

脂肪肝は、放置しておくと炎症を起こしたり、ゆくゆくは肝硬変や肝がんになったりする可能性もあります。進行速度はゆっくりのため、あるとき気づいたらとり返しがつかないほど悪化していたということも少なくありません。

アルコールのとりすぎが脂肪肝につながることは、医療分野では常識中の常識なのだとか。酒好きならばこのリスクを知っておくべきでしょう（自戒を込めて）。

中性脂肪を増やしたくなければ、おつまみにも注意しよう

中性脂肪を増やさないためには、アルコールをとりすぎないことも重要ですが、一緒に食べるおつまみにも注意する必要があります。

ポイントは、中性脂肪を増やしやすい食べ物を控えること。野菜や海藻類など低カ

ロリーで食物繊維の豊富なものを中心にし、マグロ、サンマ、サバなどの青魚、オリーブ油、大豆油など、不飽和脂肪酸を含むものを積極的にとりましょう。控えめにしたいのは飽和脂肪酸を含む肉類や乳製品。また、唐揚げやコロッケ、メンチカツなどの揚げ物、マヨネーズたっぷりのポテトサラダも避けたいところです。

糖質は脂肪ではないので関係ないかと思ったらそうではなく、炭水化物（糖質）のとりすぎも要注意。とりすぎた糖質は、中性脂肪となって体に蓄えられるからです。

でも、お酒を飲んだあとにご飯ものや麺類などの炭水化物が食べたくなりますよね。それは、アルコールによって肝臓からのブドウ糖放出が抑制されて血糖値が上がりにくくなるから。一時的に**低血糖状態になるため、空腹感を覚える**のです。

つまり、本当はお腹いっぱいなのにまだお腹がすいている気がしてしまうのです。ここでお好み焼きや焼きそばなどの炭水化物をとると、中性脂肪のもとに。アルコールの代謝によって脂肪が蓄積されるうえに、食事からの脂肪も加算されるとは……。

締めの炭水化物の誘惑にはのらないようにしましょう。

Q

健康診断対策にどれくらい禁酒すれば効果があるの？

ANSWER

「健康診断の2日前から断酒すれば、数値がよくなる」。そんなうわさを聞いたことがあるかもしれませんが、残念ながら効果はありません。健康のためには数値をごまかすより、現実を直視したほうがよさそうです。

γ《ガンマ》-GTP値は肝臓系疾患の早期発見に有効な手がかり

どこの誰がいい出したのか、「γ-GTP値は2日前から禁酒すれば正常値に戻る」という都市伝説がまことしやかにささやかれ、お酒好きの中には、一時しのぎとわかっていても「健康診断の2日前からはお酒を飲まない」という人も少なくありません。お酒好きの方には釈迦に説法になるかもしれませんが、**γ-GTP**は、ガンマ・グルタミル・トランス・ペプチダーゼの略で、胆道から分泌される酵素。アミノ酸を作るのに欠かせない酵素であり、肝臓の解毒作用にも関わっています。

γ-GTPの値は血液検査によって調べることができ、基準値は男性なら50IU/L以下、女性なら30IU/L以下。基準値より高い場合は、アルコール性肝機能障害など、肝臓系の疾患や胆道系の疾患が疑われます。これらの疾患の早期発見のためには、γ-GTP値は有力な手がかり。ということで、「2日前に禁酒して数値をよくしよう」とする人がいるようですが、実は効果はありません。

2日間程度の禁酒では、γ-GTPの値は下がらない

東京アルコール医療総合センター・センター長の垣渕洋一医師によると、「そもそも、

2日間程度の禁酒でγ－GTP値が下がることはありえない」のだそう。

「血糖値や中性脂肪値はその日の朝食の内容によってもすぐに数値が変化しますが、γ－GTP値は、1日や2日の禁酒で急に下がるものではありません。2週間くらい禁酒してようやく半分に下がる程度。検査前に急遽《きゅうきょ》お酒を減らすのではなく、普段から意識して酒量をコントロールしてほしい」といいます。

ちなみに私のγ－GTP値は12IU／L。垣渕医師から「かなりよい数字」とおほめの言葉をいただきました。以前はもう少し高かった（20IU／L程度）のですが、コロナ禍にアルコール依存症に陥るくらいまでに酒量が増え、これはまずいと思って家飲みをほぼやめてから数値が改善。体脂肪も6％減、体重も8kg減りました。

肝障害の指標になるのは、γ－GTPよりも肝臓の〝線維化〟

一時的にγ－GTP値をごまかそうなどという小細工は通用しないことがよくわか

りましたが、「健康診断で注目すべきはγ－GTPだけではありません」と垣渕医師。「お腹のエコー検査（腹部超音波検査）も検診メニューに加え、総合的に肝臓の状態を把握することが大切です。最新の肝硬度測定装置『フィブロスキャン』ならエコーよりも詳細に検査をすることができます」と言います。

腹部超音波検査やフィブロスキャンでわかるのは、肝臓の線維化の度合いです。「飲酒やウイルス感染により肝細胞が壊れることで肝炎が起きます。肝細胞は再生能力が強いので、1回だけの肝炎なら、原因（大量飲酒とウイルス）を除去すれば傷跡を残すことなく再生します。ところが、肝炎を繰り返すと肝細胞とともに、線維細胞が増加。線維細胞は白くて硬いので、その割合が増加すると肝臓全体が白く硬くなり、表面が凸凹し、腫大します。これが線維化です」と垣渕医師。解説はさらに続きます。「線維細胞がある部分は血液や種々の物質が通りにくく、肝臓が機能を発揮できません。線維化した部分の体積が増加するにつれ肝機能は低下し、80％を超えると肝硬変と診断されるようになります。肝機能障害を評価するには、線維化の程度を知って早めに対処する必要があるのです。エコー検査でも線維化の程度はわかりますが、フィブロスキャンはさらに線維化の状態を数値で詳しく知ることができます」

垣渕医師が線維化の検査の重要性をていねいに解説してくれて、γ－GTP以上に線維化状態のチェックを強くすすめる理由とは？

「γ－GTPは断酒をすることで下がるため、肝障害が治ったと勘違いする人がいます。しかし、大量飲酒で一度起こった線維化はもとに戻りません。γ－GTP値が正常値になったからと安心してまた飲み始めると、線維化はさらに進行し、気がついたら取り返しがつかないほど肝障害が進んでいることも。ですから、γ－GTP値よりも線維化状態を肝障害チェックの際の指標としてほしいからです」

ALTやASTでも、肝障害の程度がわかる

血液検査でわかる指標には、γ－GTPの他にALT（GPT）、AST（GOT）

があります。ＡＬＴ、ＡＳＴは肝細胞で作られている酵素で、肝細胞が壊れたときに血液中に大量に放出されます。そのため、血液中のＡＬＴ、ＡＳＴの濃度によって、肝臓の状態を判断できるのです。

検査数値について垣渕医師は、「一般的に、ＡＬＴ、ＡＳＴともに30ＩＵ／Ｌ以下が基準値で、31～50ＩＵ／Ｌは要注意。51ＩＵ／Ｌ以上は異常とされています。また、ＡＬＴの数値が16を超えると脂肪肝が疑われます。脂肪肝は自覚症状がなく、ＡＬＴの数値が重要な手がかりになります」とのこと。

さらに、「ＡＬＴのほとんどは肝細胞に存在しますが、ＡＳＴは筋肉や血液中にも存在するため、ＡＬＴとＡＳＴの両方の値を見て、ＡＳＴだけが高い場合は、原因は肝臓ではない可能性があります。また、ＡＬＴやＡＳＴは、薬を分解するときにも出る酵素なので、処方薬の影響で値が高くなる場合もあります。より正確に肝機能の状態を知りたいなら、やはり腹部エコー検査やフィブロスキャンを併用するのが確実です」とアドバイスしてくれました。

Q

「減酒外来」へは、どんなときに行くべき？

ANSWER

最近、よく聞かれるようになった「減酒外来」。お酒を飲まないと眠れない、うつっぽいなどの症状がある、お酒のせいで体に不調があるという場合は、減酒外来のかかりどき。早ければ早いほど回復も早くなります。

依存症予防は、「断酒」から「減酒」の時代に

最近注目されている**減酒外来**。減酒外来とは、アルコールをやめるほどではないが、飲酒量を減らしたい、お酒と上手に付き合っていきたいという人を対象とした外来。

かつては、アルコール依存症やその予備群の人たちには「断酒」という選択肢しかありませんでした。しかし、お酒をやめることは難しく、一度やめてもリバウンドしたり、断酒をすすめられたりするのが嫌で病院に行かないという人も多いことから、減酒が注目されるようになりました。

2013年の厚生労働省の調査によると、アルコール依存症者数は推計で109万人。その予備軍といわれる多量飲酒者（ハイリスク群）は980万人もいるのだとか。今は予備軍でも、そのままお酒の飲み方を変えなければ、アルコール依存症になることは避けられないかもしれません。そうならないためにも、減酒外来は有効な選択肢。しかし、減酒外来にかかるのはハードルが高いと感じている人は多いのでは？　何を隠そう、私もその1人でした。

私は以前、お酒の飲みすぎで逆流性食道炎になったことをきっかけに家飲みをほぼやめ、症状が改善しました。あのころは完全に予備軍だったと思いますが、「まだ依存症でもないし、このくらいで病院に行っていいのかな」と思うと減酒外来には足が向きませんでした。しかも禁酒外来や減酒外来はアルコール依存症の専門機関や心療内科で行っていることが多く、それも行きづらいと思う理由の1つでした。そもそも減酒外来を知らない人もまだまだ多いと思います。

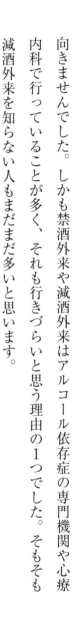

早く対策すれば短期間で改善できる！

「減酒という選択肢があることを多くの人に知ってほしい」。東京アルコール医療総合センター・センター長の垣渕洋一医師はそう語ります。2020年に出版した著書『そろそろ、お酒やめようかな」と思ったときに読む本』(青春出版社)で減酒外来を紹介したことが奏功し、「少しずつ減酒外来に訪れる人は増えている」と言います。

しかし、「もっと早く来てくれればよかったのに、と思うことは多い」とも。

では、どんなタイミングが減酒外来のかかりどきなのでしょうか。

「若い人は、お酒を飲みすぎた場合、体の不調より先にメンタルに不調が現れることが多いですね。たとえば、よく眠れない、眠っても疲れがとれないという状態が続くと、気分が落ち込んだり、意欲が低下したりするなどうつっぽくなります。憂さを晴らすためにますます酒量が増えると、うつのような症状が重くなって日常生活に支障をきたすようになります。このような場合は、**眠れなくなったという段階で相談してほしい**。手遅れになると減酒ではすまず、断酒を選択するしかなくなります。葉石さんのように、飲酒による逆流性食道炎や体重増加に気付いたときに減酒外来を訪れるのも、いいタイミング。早く治療を始めるほど、短期間でお酒を減らせます」と垣渕医師。

それでも迷う場合は、10〜11ページに掲載した**AUDIT**（飲酒習慣を判定するスクリーニングテスト）が簡単に飲酒問題の程度がわかるのでおすすめです。9点以下はローリスク、10〜19点はハイリスク（予備軍）、20点以上はアルコール依存症予備軍の疑いがあるという判断になります。垣渕医師は、「減酒外来へのハードルを高くしているのは本人。医師は門戸を開いて待っていますので、まだ軽いからと躊躇《ちゅうちょ》せず、早めに減酒外来に来てほしいですね」とつけ加えました。

Q 酒量をコントロールできる新薬があるって本当？

ANSWER

飲酒の1～2時間前に服用するだけで、お酒を飲みたいという衝動が抑えられる新薬「セリンクロ」が登場。保健診療で処方される薬で、著しい効果をあげています。ただ、激しい副作用が最大のネックです。

飲酒の前に服用するだけ！「セリンクロ」の劇的な減酒効果

酒害を軽減するためには酒量を減らせばいい。でも、言うは易く行うは難し。もっと楽に減酒ができないものかと思っていたら、「飲酒量をコントロールできる薬ができた」と耳よりな情報が。減酒補助薬**「セリンクロ**（一般名：ナルメフェン塩酸塩水和物）**」**がその薬です。

「セリンクロは、減酒外来に行けば保険診療で処方してもらうことができます。飲酒の1～2時間前に服用すると、飲酒欲求が抑えられるため、アルコール依存症患者の飲酒量を低減するために使用されています」と垣渕医師。

どのような仕組みでお酒の量がコントロールできるのでしょうか。

「お酒を飲むと脳からの報酬として『快感』が、そして快感が切れると『不快』が生じます。快・不快の差を埋めるためにアルコールを飲んでしまうわけです。依存症の人はそうでない人よりも、快・不快の振れ幅が大きく、強い不快感を解消するために、快を求めて飲まずにいられなくなるのです。セリンクロは、脳に働きかけ、この快・不快の振れ幅を小さくする働きがあります」

このことは、実験によっても明らかになっていると垣渕医師は言います。

「ファンクショナルＭＲＩ（脳内の血流量の増減によって脳機能を画像化する装置）

を使った実験で、セリンクロを飲むとお酒を欲しいと思う衝動（渇酒感《かっしゅかん》）が減ることがわかりました。アルコール依存症の人は、飲むことを想像したり、お酒の映像を見たりするだけで、渇酒感がぐっと上がりますが、セリンクロを飲んだ人は、お酒の映像を見ても渇酒感が上がらなかったのです」

垣渕医師の患者さんからも、セリンクロを飲むと「お酒を飲みたくなくなった」「前よりも少ない量で盃を置けるようになった」という声が聞かれ、従来よりも楽に減・断酒を続けられている人が増えているそう。

「今は、セリンクロは減酒補助薬という位置づけですが、今後はこれまで断酒補助薬として使用されていたアカンプロサート（商標名：「レグテクト」）と同様に、断酒治療の補助薬としても使えるかもしれません」

激しい副作用が最大のネック

顕著な効果があるセリンクロですが、すべての薬には副作用があります。セリンクロも例外ではありません。

垣渕医師によると、「めまい、吐き気、嘔吐など、副作用が強く、飲み続けられない人が2割くらいいます。希望する方には処方しますが、初めて服用する際には、次の日に予定を入れないで服用していただき、副作用がないことを確認してから処方しています」とのこと。

次の日に予定を入れないのは、気分が悪くて寝込むかもしれないため。そんなに重い副作用があるのは心配ですが、飲み続けることで依存性が生じないのはせめてもの救い。副作用さえなければ、減酒にこれほど効果的な薬はありません。万が一のことを考えて、自分が残り8割の副作用がない側でありますようにと願うばかりです。

酒好き column ①

お酒を飲む人は風邪をひきにくい?

〈お酒をよく飲む人は風邪をひきにくい〉。

これを聞いてガッツポーズをとっているお酒好きは多いはず。実際、私自身ここ数年、風邪をひいたことがありません。真冬に泥酔して玄関のたたきで明け方まで寝ていたこともありましたが、風邪をひくことはありませんでした(悪い見本です)。やはりこれはお酒のおかげなのでしょうか? 実はそれを裏付けるデータが存在します。東北大学が行った大がかりなコホート研究「仙台卸商研究」によって、「毎日お酒を飲む人ほど風邪をひきにくい」という驚くべき結果が報告されています。対象者は899人の中年勤労者。過去1年間にわたる風邪の罹患の有無と、生活習慣を調査した大規模研究なだけに、この結果は素直に受け取りたいところです。

実験に参加した被験者が飲んでいたのは、ビールや本格焼酎がメイン。製法、原料ともに違うお酒に共通するのは、いずれも「アルコール」だということ。アルコールの効用といえば、血管拡張·血流促進にともなう体温の上昇。アルコールを飲んで体温が上昇することで、風邪に関与するライノウイルスの増殖が抑制されているのではないか? というドクターの説も。確かにお酒を飲むと、体が温まります。体感として合点がいきます。とはいえ、飲みすぎてしまえば元も子もありません。「何ごともさじ加減」が大切ということですね。

第 2 章

お酒〝沼〟にハマらないための心がまえ

そもそも、お酒は依存しやすい
嗜好《しこう》品、いや、医師曰く「薬物」。
ライフステージが上がるにつれ、
ハマりやすい〝ワナ〟が
待ちかまえています。

依存症になりやすいタイプはこんな人

自分は絶対大丈夫と思っていたにもかかわらず依存症になりかけた筆者。依存症のリスクは誰にでもあるのでしょうか。それとも、なりやすいタイプがあるのでしょうか。リスクを避ける方法も探ってみました。

絶対自分はならないと思っていた私も、依存症一歩手前に

予備軍が980万人もいるというアルコール依存症。私は若いころから自他ともに認める酒豪ではありましたが、自分が依存症になる可能性など、考えたこともありま

せんでした。しかし、コロナ禍で家飲みをするようになってからみるみる飲酒量が増加。ネット通販で5ℓ入り業務用ウイスキーを買うにいたっては、もしかして私もアブナイかも？　と思わずにはいられませんでした。「自分だけは絶対、依存症にならない」と思っていたにもかかわらず、その一歩手前までいったことはショックでした。

根拠もなく「自分は大丈夫」と思っていた私ですが、依存症になりやすいタイプはあるのでしょうか。東京アルコール医療総合センター・センター長の垣渕洋一医師に伺いました。

「あくまでも臨床医としての経験則ですが、アルコールという〝薬物〟が必要なメンタルをもつ人はなりやすいといえます。たとえば**酔って何かを忘れたい、喪失体験があって他のもので埋められないという人**です。こういう人が、アルコールで不満や寂しさを紛らわせようとすると危険です。1度お酒で寂しさを紛らわせることができたという学習経験があると、依存症になるリスクは高まります」

そういわれると私にも、思い当たることがあります。コロナで一時的に仕事が減り、このまま失職するのではという不安があり、それをお酒で紛らわせていたのです。つまりそのときの私は、メンタル的に依存症になりやすい状況にあったといえます。

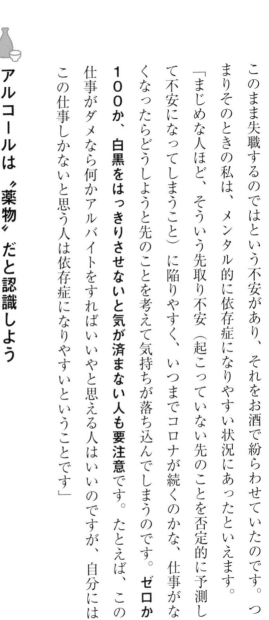

「まじめな人ほど、そういう先取り不安（起こっていない先のことを否定的に予測して不安になってしまうこと）に陥りやすく、いつまでコロナが続くのかな、仕事がなくなったらどうしようと先のことを考えて気持ちが落ち込んでしまうのです。**ゼロか100か、白黒をはっきりさせないと気が済まない人も要注意**です。たとえば、この仕事がダメなら何かアルバイトをすればいいやと思える人はいいのですが、自分にはこの仕事しかないと思う人は依存症になりやすいということです」

アルコールは〝薬物〟だと認識しよう

「多くの人がアルコールは嗜好品だと思っていますが、**モルヒネと同等の依存性がある〝薬物〟です**。そのリスクに対する認知度の低さも、アルコール依存症が増える原因の1つです」と垣渕医師は注意を喚起します。

確かに、スーパーでもコンビニでも気軽に買えるお酒が薬物だとは誰も思いませんよね。私も夕食を作りながらお酒を飲んだり、休日は昼から飲んだりしていましたが、友人に「それってアブナくない？」といわれるまで罪悪感をもちませんでした。

「お酒を飲むと快感が得られるのは、脳内でドーパミンが放出されるから。**ドーパミンは脳内の報酬系という回路で用いられる神経伝達物質の1つで、脳内麻薬とも呼ばれています**。1度お酒を飲んで快楽を得られると、脳がその行動を繰り返すよう命令を出すため、またお酒を飲みたくなります。快感には耐性があるため、同じ量のお酒では同じ快感を得ることができなくなり、どんどん飲酒量が増えていくのです」

薬物は飲みすぎると死に至ることがありますが、お酒も同じ。大量飲酒が習慣化すると肝機能が悪化し、最悪の場合は死に至ることもあります。お酒好きにとってアルコールは嗜好品ですが、その半面〝薬物〟という一面があることを頭の片隅に置いておくことを忘れないようにしましょう。

喪失体験の多い
更年期以降の女性ならではの解決法

さまざまな不調が表れる更年期。その症状をお酒で紛らわせようとするのではなく、更年期外来を訪ねることが依存症リスクの軽減に。男性よりも肝臓が小さい女性は酒害の影響を受けやすいので、注意が必要です。

更年期の不調は、お酒ではなく「更年期外来」で解決しよう

女性の更年期は、エストロゲンが急激に減少することによって、精神的にも身体的にもさまざまな不調が現れる時期。不調の主な症状としては、**ホットフラッシュ**とい

われるのぼせ・ほてり・発汗のほか、肩こり、頭痛、疲労感、不眠、イライラ、動悸・息切れ、めまい、うつ状態や不安感などがあります。個人差がありますが、一般的に更年期は40代半ばから50代半ばにかけての閉経を挟んだ前後5年、計10年間を指します。この時期は喪失体験も重なることが多々あります。子育てが終わり、子どもが巣立ったあとに訪れる空《から》の巣《す》症候群、閉経による生殖機能の消失や、容姿の衰え、親の死などがこの時期に一気に押し寄せます。これらの不調や不安を紛らわせるため、アルコールに手を出す女性は少なくありません。

私の場合、更年期うつがひどく、ついついお酒に手が伸びてしまったり、夜眠れなくて寝酒に頼ったりすることもありました。これが常態化すれば行きつく先はアルコール依存症です。しかし、「男女による酒害リスクの差はありますが、更年期だからといってアルコール依存症のリスクが突出して高まるとはいえません」と垣渕医師。「当センターの依存症の患者さんの場合、男性のピークは40代ですが女性のピークは30代。女性は20代で入院する方も珍しくありません」

30代といえば更年期にはまだまだ早すぎます。確かに、更年期女性のアルコール依存症が多いとまではいえないようです。

垣渕医師は、「もし、更年期の不調のために飲酒量が増えたと自覚するのであれば、アルコールという〝薬物〟に頼るのではなく、更年期外来を訪ねるべきです」と言います。確かにそのとおりですね。更年期の治療は、ホルモン補充療法や漢方薬、抗うつ薬・抗不安薬の3つが代表的。治療によって、前述の諸症状が改善されるだけでなく、悪玉コレステロールを減らし善玉コレステロールを増やす、エストロゲンの減少によって衰えた肌の張りやつやが改善するなどの効果もあります。

余談ですが、更年期になると代謝も落ちて太りやすくなるので、糖質を控え、おつまみには低カロリーのものを選ぶことも気をつけたいところです。

酒害リスクの男女差ってどのくらい？

ところで、男女で酒害のリスクに差が出るのはなぜなのでしょうか。

「アルコールは肝臓で分解されます。したがって、肝臓の大きさはアルコール分解能力によるお酒の強弱や酒害の大小に関係します。一般的に女性のほうが男性よりも肝臓が小さいのでお酒に酔いやすく、身体合併症などの酒害も現れやすいのです。また、女性は男性に比べて血液の量も少ないため、血中アルコール濃度が高くなりやすいことも、酒害のリスクが高まる要因。アルコール依存症も女性のほうがなりやすく、依存症になる年齢のピークも女性のほうが早い傾向があります」と垣渕医師。

アルコールの飲みすぎによるアルコール性肝障害が肝硬変へと進行するスピードも、男性より女性のほうが速いといわれています。厚生労働省が発表している「健康日本21」には、**アルコール摂取は「女性は男性よりも少ない量が適当」**と明記されています。男性では1日あたり純アルコール量40g以上、女性では20g以上は「生活習慣病のリスクを高める量」とされ、2倍もの差があります。**女性が男性並みにお酒を飲むのは危険**だといえるでしょう。

検査数値結果に表れるお酒の影響

年に1度の健康診断。自分の体の状態を知り、病気の早期発見・早期治療のためにも、過去数年からの変化も含めてチェックしておきたいところ。お酒好きが特に注目したい検査項目を確認しておきましょう。

検査数値からは目を背けない

自分の体がどのくらいお酒の影響を受けているのか。数値で明確に現実をつきつけられるのが年に1度の健康診断です。身に覚えのあるお酒好きなら、目を背けたくなる気持ちはわかりますが、何よりも早期発見・早期治療が大切。早めに対策をすれば回復もそれだけ早くなります。勇気を出して現実を直視しましょう。

まずは肝機能に注目しよう

アルコールの飲みすぎはさまざまな臓器に影響を及ぼしますが、最も疾患が生じる頻度が高く重篤になりやすい肝臓から見てみましょう。

健康診断結果報告書には、「肝機能」というカテゴリがあり、そこには、「AST（GOT）」「ALT（GPT）」「γ-GTP」「ALP」といった項目が並んでいます。

これらの意味するところは、次ページの表のとおりです。

これらの数値は、血液検査によって知ることができますが、第1章でも述べたように、腹部超音波検査やフィブロスキャンで、肝臓の線維化もチェックしておきたいところです。線維化とは、慢性的な炎症により、線維組織が増殖していくこと。線維化

主な検査数値と特徴

	特徴	基準値	疑われる病気
AST（GOT）	ALTと同様、肝臓でアミノ酸の代謝にかかわる働きをする。ASTは、肝臓以外の心臓や骨格筋、赤血球などにも存在するため、ALTが正常でASTだけが異常値の場合は、肝臓以外に異常がある可能性が高い。	30 IU/L以下	急性肝炎、劇症肝炎、アルコール性肝炎、脂肪肝、肝硬変、肝がんなど
ALT（GPT）	肝細胞に多く存在する酵素。何らかの異常によって肝細胞が傷つくと血液中にもれ出し数値が上がる。	30 IU/L以下	
γ-GTP	たんぱく質を分解する酵素。肝臓、腎臓、膵臓などの細胞に含まれていて、これらの組織に異常があると数値が上がる。薬の服用、肥満などによっても数値が上がる。	50 IU/L以下	急性肝炎、慢性肝炎、肝硬変、肝がん、アルコール性肝障害、非アルコール性脂肪性肝炎、薬剤性肝障害、胆道系疾患など
ALP	肝臓、腎臓、骨などで作られる酵素で、これらに障害があると数値が高くなる。	38～113 IU/mL	肝内胆汁うっ滞、閉鎖性黄疸、転移性肝がん、薬剤性肝障害など

※検査数値の基準値は、検査機関によって多少異なる場合があります。
上記はAST、ALT、γ-GTPは「日本人間ドック学会」、ALPは「日本臨床化学会」の基準値より。

が進むと肝臓が硬くなり、いずれは肝硬変や肝がんになるというリスクがあります。

中性脂肪やＢＭＩの数値で脂肪肝をチェック

中性脂肪やＢＭＩ（肥満度を示す指標）も要チェック項目。これらの数値が高い場合は、脂肪肝が疑われます。脂肪肝とは肝臓に脂肪が蓄積した状態、つまりフォアグラ状態の肝臓のこと。日本人の３人に１人が罹患しているといわれていますから、「自分だけは大丈夫」と楽観しないようにしましょう。

脂肪肝は進行すると肝硬変や肝がんへと至る、怖い病気です。しかも、肝臓の病気は自覚症状が出にくいために、気づいたときには重症だったということも。そのようなことにならないためにもここ数年の推移もあわせて、数値をチェックしておきましょう。

ストレスも不眠も、お酒に頼らない習慣を！

ストレス解消や不眠改善のため、お酒に頼っている方は少なからずいるのではないでしょうか？　でも、それらの対策としてお酒に頼っても根本的な解決にはなりません。お酒より、安全で効果的な解決策を紹介します。

ストレス解消はお酒ではなく有酸素運動で

コロナによる外出規制が解除され、ようやく人の動きがコロナ前に戻ってきました。

コロナ禍の間は外飲みの機会が減ったため飲酒量が減ったという声がある一方、逆に家飲みで飲酒量が増えたという声もあちこちで耳にしました。すでに述べたように、私自身もコロナ禍には毎日の家飲みが当たり前になり、飲酒量が増えました。

コロナ禍に飲酒量が増えたのは、「外に出られないので飲むくらいしか楽しみがない」などの理由もありますが、友達と会って話すこともできなくなったり、スポーツジムやエステ、マッサージなどのリアル店舗にも行けなくなったりして、ストレスの発散場所がなくなったことも影響しているのではないでしょうか。

しかし、ストレス発散のためにお酒を飲むことは、大変危険です。アルコールには、ストレスを鎮めるGABA（ギャバ＝γ－アミノ酪酸）の分泌を活発にする働きがあります。お酒によって一瞬でストレスが緩和するのはこのためです。また、97ページでも述べたように、お酒を飲むと快楽物質であるドーパミンが分泌され、幸せな気持ちにしてくれます。一度お酒によって「快」を得ると、脳はさらにお酒を要求するようになり、飲酒量が増えていきます。この作用はドラッグに通じるものがあります。

ストレスを解消したいなら、お酒以外のストレス解消法を探しましょう。簡単で効果的なのは、ウォーキングやランニング、サイクリング、水泳などの有酸素運動だといわれています。有酸素運動には、ストレスを受けたときに分泌される「コルチゾール」というホルモンの値を下げる働きがあるからです。しかも、定期的に運動を続けている人はそうでない人よりもコルチゾールの値が上がりにくくなります。つまり、ストレス耐性が上がるのです。心身にとって負担がなく、ゆるめの有酸素運動を継続して行うよう心がけましょう。

寝酒でさらに睡眠の質が低下

夜眠れなくて、寝酒をするという人も注意が必要です。お酒を飲むとよく眠れる気がするかもしれませんが、実はまったく逆。お酒によって寝入りばなは眠りが深くなりますが、その後は眠りが浅くなったり夜中に目が覚めたりして、**トータルで見ると睡眠の質が下がってしまう**のです。

なぜ眠りが浅くなるのでしょうか。それは、お酒を飲むとアルコールが分解されてアセトアルデヒドとなり、血中に増えたアセトアルデヒドが脳内で交感神経を優位にし、脳の休息を妨げるからです。しかも、寝酒による寝入りばなの入眠効果は数日で弱くなるので、ついつい飲酒量が増えるというリスクも。さらに、**眠りが浅い状態が長く続くと「過覚醒」という、交感神経がずっと高ぶった状態になり、睡眠サイクルが狂います**。これが何日も続くとうつ状態になってしまうこともあります。一度狂った睡眠サイクルは、もとに戻るまでに数か月もかかります。

お酒に頼らず眠るためには、

① お風呂は睡眠の2時間前、ぬるめのお湯に入る
② 寝る1時間前にはパソコンやスマホを見ない
③ 深夜に明るい所に行かない
④ 平日も休日も朝はなるべく同じ時間に起きる

などの生活習慣が有効です。

アルコール依存症の治療に用いる「認知行動療法」

アルコール依存症の治療現場でも使われる「認知行動療法」。お酒に対する間違った考え方に気づき、行動を変えていきます。「操酒」にも通じるその療法とはどんなものなのか、ダイジェストでご紹介します。

認知行動療法とは？

お酒好きの中には「自分は絶対にアルコール依存症にならない」と思っている方が多いのではないでしょうか？　でもそんなことはありません。コロナ禍のような有事をはじめ、自分をとりまく環境や状況が変われば、誰にでもアルコール依存症になるリスクはあるのです。ここで各国のアルコール依存症の現場で用いられている「**認知行動療法**」について、お伝えしたいと思います。

認知行動療法は心理学用語です。かみくだいていうと、間違った行動を起こすもととなっている認知（考え方）のゆがみを自身で探り、その考え方や行動を変え、心や体の健康を取り戻すというもの。現在、日本はもちろん、世界各国でも使われている非常にポピュラーな治療法です。アルコール依存症をはじめ、摂食障害、身体醜形障害などの治療にも用いられ、大きな効果を上げています。

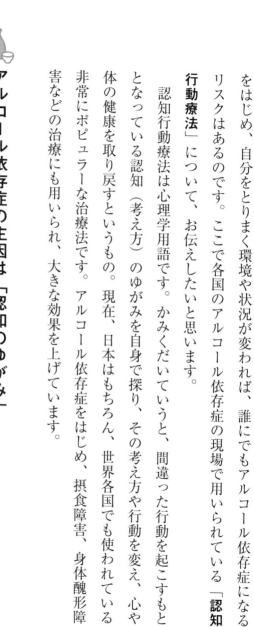

アルコール依存症の主因は「認知のゆがみ」

アルコール依存症における認知のゆがみとは、「お酒がないと生きていけない」「お酒を飲まないと熟睡できない」「お酒を飲まないと人とうまくやれない」といった考え方です。「お酒がないと生きていけない」ということは、まずありません。世の中にはお酒を飲まずとも生きている人はたくさんいます。

「お酒を飲まないと熟睡できない」については、かつては私もそう思っていましたが、まったくの逆です。アルコールには寝入りばなの睡眠を深くする効果がありますが、睡眠時における休息を妨げ、さらには中途覚醒を起こしやすくします。私も、**今はお酒を飲まないほうが睡眠の質がはるかにいい**ことを実感しています。

そして「お酒を飲まないと人とうまくやれない」も、声を大にして「そんなことはありませんよ」と言いたくなる考え方です。確かにお酒は会話を円滑にし、人間関係をスムーズにする面があります。しかし、飲みすぎて醜態をさらしてしまい、評価を落としてしまうことだってなきにしもあらず、です。

アルコール依存症は「否認《ひにん》の病」

認知行動療法では、こうした認知のゆがみに「自身で」気づいてもらい、行動を変えていきます。この「自身で」というのが大きなポイントです。アルコール依存症は「否認の病」ともいい、ほとんどの患者さんが、自分が依存症であることを認めないそうです。これもまた認知のゆがみです。そんなときに治療現場で行われるのがグループミーティング。5～6人のグループになって話し合いながら、**自分の飲酒の認知パターンに気づいてもらう**のを目的としています。また病院によっては、紙に書き出して可視化する方法を用いるところもあります。認知のゆがみに気づいたら、次は飲みすぎてしまう行動を変えていきます。この場合も**「自分自身で変えていくこと」が重要なカギ**となります。

ダイジェストでの紹介となりましたが、アルコール依存症の治療現場では、このような治療法が行われています。現段階で「自分はもしかしたらアルコール依存症ではないか?」という不安を抱いている方は、AUDIT（⇒10～11ページ）で自身の飲酒に関する現状をチェックしてみましょう。

酒好きcolumn ②

飛行機でお酒を飲むと、いつも以上に酔うのはなぜ?

飛行機の中でお酒を飲むと、いつもと同じ量なのに酔いが回る——お酒好きの多くの方はそう感じたことがあるはず。実はこれにもきちんとした理由があります。それは「機内の低酸素」です。

機内の気圧は0.8気圧前後。これは富士山の5合目(2000～2500m付近)あたりの気圧に匹敵します。気圧の低下にともない、酸素量も減少。なんと地上に比べ、機内の酸素量は2割程度も減ってしまうのです。これにより脳のパフォーマンスが落ち、判断力が鈍くなるなど、酔ったときと同じような症状が現れることがあります。その状況でお酒を飲むと、いつもよりアルコールの影響が強く出てしまい、酔いが回りやすいと「感じる」のだそう。そう、あくまでも「感じる」だけ。低酸素だからアルコールの分解が遅れたり、アルコールの吸収が促進されたりするのではありません。しかし、だからといって安心はできません。なぜならアルコールは、低酸素状態を助長するからです。さらにお酒を飲んで寝てしまうと、低酸素状態は悪化。心臓疾患や糖尿病など、血管に疾患を抱えている人にとっては命とりになりかねません。

海外行きのロングフライトだと「お酒を飲んでサッサと寝るに限る」と思いがちですが、機内ではいつも以上に酒量を控えるのが正解のようです。

第3章

健康長寿のための体によい飲み方

間違った飲み方を続けていると、
お酒との関係は悪化するばかりです。
生涯楽しむためにも、
体にやさしい飲み方を
押さえておきましょう。

「オイルファースト」で二日酔い・悪酔いを予防

二日酔いや悪酔いを防ぐには、飲みすぎないことが一番ですが、より簡単な対策としておすすめなのが、油分のある食べ物を先にとるだけの「オイルファースト」です。具体的な食材や食べ方の工夫、効果をお伝えします。

ゆっくり飲んで、「ほろ酔い」程度なら悪酔いしない

厚生労働省はお酒の酔いの症状を爽快期、ほろ酔い期、酩酊《めいてい》初期、酩酊極期、泥酔期、昏睡期に分けています。爽快期やほろ酔い期あたりまでなら、楽しいお酒といえ

ますが、酩酊初期あたりからあやしくなります。酩酊極期や泥酔期あたりになると二日酔いは必至。なんとかほろ酔い期あたりにとどめておきたいところです。

一般的な酔いの段階と症状

飲酒例にほぼ比例して生じる。
（ ）内は血中アルコール濃度を表す。
※ビールはロング缶（500mℓ）で換算

①爽快期（20～40mg/dl）
ビール1本以内。陽気になる、皮膚が赤くなる。

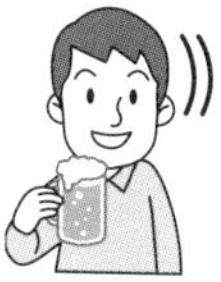

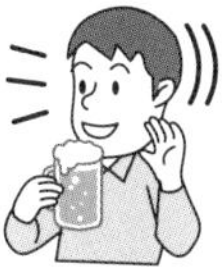

②ほろ酔い期（50～100mg/dl）
ビール1～2本。ほろ酔い気分、手の動きが活発になる。

③酩酊初期（110～150mg/dl）
ビール3本ほど。気が大きくなる、立てばふらつく。

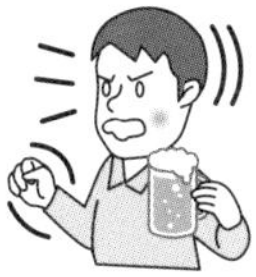

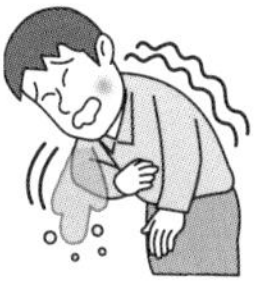

④酩酊極期（160～300mg/dl）
ビール4～6本。何度も同じことをしゃべる、千鳥足。

⑤泥酔期（310～400mg/dl）
ビール7～10本。意識がはっきりしない、立てない。

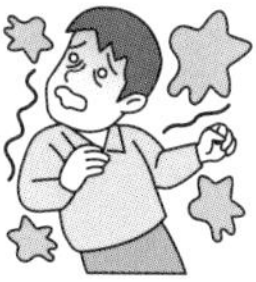

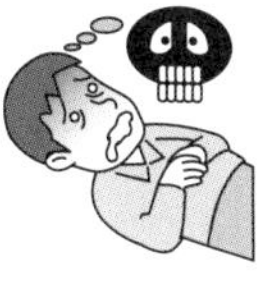

⑥昏睡期（410mg/dl以上）
ビール10本以上。揺り起こしても起きない、呼吸抑制から死亡に至る。

参考資料：e-ヘルスネット（厚生労働省 HP）

二日酔いの原因は、お酒の飲みすぎです。対策としては、もちろん飲みすぎないことですが、飲むにしても急激にアルコール濃度を上げないように注意してください。ゆっくりお酒を飲めば、血中アルコール濃度の上昇が抑えられ、楽しく陽気な時間を長くすることができます。

空腹時にいきなり飲まないこと

悪酔いしないためには、空っぽのお腹にいきなりお酒を入れないことが大事。アルコールの5％は胃で、残り95％は小腸で吸収されます。特に小腸におけるアルコールの吸収はとても速いため、空腹の胃にお酒が入るとあっという間に小腸に到達し血液中へと送られてしまいます。**アルコールを胃になるべく長くとどまらせてゆっくり小腸に送ること**が、血中アルコール濃度を急上昇させないコツなのです。

要するに、お酒を飲む前に何かしら食べておきましょうということ。具体的には、油分を多く含む食べ物がおすすめです。これがいわゆる**オイルファースト**です。その理由は、油分を含む食べ物は、消化に時間がかかるためお腹にとどまりやすく、また脂質によって消化管ホルモンの一種であるコレシストキニンなどが働き、胃の出口となる幽門が閉まるため、アルコールが胃に長く滞留するからです。

ただ、油ものといっても、種類によって体への影響が異なります。特に注意したいのは、肉の脂身やバターに含まれる**飽和脂肪酸**と呼ばれる油。とりすぎると、中性脂肪や血中コレステロール値を上昇させるリスクが高まります。一方、植物油や魚などに含まれる**不飽和脂肪酸**は、適量であれば中性脂肪や血中コレステロールを減らす作用があるため、できればこちらの種類の油をとるように意識しましょう。

とはいえ植物油を使っても、唐揚げや天ぷらなど衣がついた食事は高カロリーで肥満のもととなるので控えめに。ドレッシングに油を使った低カロリーのサラダやカルパッチョ、良質のオリーブオイルを使ったアヒージョなどがベター。特に脂質も含まれ、たんぱく質が豊富なチーズは積極的にとりたい一品です。

飲酒による肥満予防に効果ありの食材6品

アルコールによる害をさらに助長する肥満。日本肥満学会ではBMI（体格指数）が25以上を肥満としています。万病のもととなる肥満を撃退するためにも、普段から肥満を予防してくれる食材を選ぶようにしましょう。

お酒だけでなく、食材選びにも注意して肥満予防

カロリーがないようなフリをして、実は高エネルギー食品であるお酒。65ページでも触れたように、お酒を飲むときはおにぎりを食べるのと同じ感覚で飲まないと、「肥

満へまっしぐら」となります。特にアルコール脱水素酵素（ADH1B）の活性が弱い方は要注意。アルコールが長時間体内に残るだけでなく、お酒のエネルギーをゆっくり消費するため、より脂肪肝やメタボの象徴ともいえる「ビール腹」になりやすいという報告があります。

多目的コホート研究によって、「肥満は糖尿病・高血圧・動脈硬化、乳がんなどの病気の主因」であることがわかっています。ここに挙げた疾患は、いずれもアルコールとの関係も深いものばかり。肥満とアルコールのダブル攻撃でこれらの疾患を誘発させないよう、飲みすぎはもちろん、食材選びにも注意したいものです。食生活指導士の資格をもつ私が、諸悪の根源・肥満を防止する食材をご紹介します。

①キャベツ

キャベツはかさがあるので、生で食べると満腹感が得られます。また、食物繊維が豊富なので、飲む前に食べておくと胃におけるアルコールの滞留時間が長くなり、悪酔いを防ぐことができます。さらに胃の粘膜を保護するビタミンUも豊富なので、胃弱体質の方や、逆流性食道炎の方は積極的にとりたい食材です。

味噌などをつけてそのまま生で食べるのが一番ですが、浅漬けやコールスローなどにして常備しておくと便利です。我が家では南蛮漬けのタレで、サッとゆでたキャベツを漬け込んだものをよく食べています。

②オートミール

ダイエットに向く食材として、一躍スターダムにのし上がったオートミール。玄米の1・3倍ある食物繊維のほか、たんぱく質、カルシウム、鉄も豊富に含まれています。低糖質なうえに満腹感も得られやすいので、締めのおにぎりの代用品にしても。

おつまみとしておすすめなのは、オートミールのお好み焼き。つなぎにサイリウム（オオバコ）を使うと粘りが出てまとめやすくなるだけでなく、さらに食物繊維もプラスされます。サイリウムは、スーパーやドラッグストア、またはネットショップで

「オオバコダイエット」「サイリウムパウダー」などの名称で販売されています。

③酢

お酢は中性脂肪、血糖値、コレステロールを減らす効果があることで知られています。肝臓の働きをサポートする効果もあり、お酒好きとしては見逃せない調味料です。酢の物やサラダのドレッシングに使うほか、煮込み料理に加えるとうま味やコクがプラスされます。また、焼き魚にかけると、臭みがマスキングされ、よりおいしさが引き立ちます。おすすめは玉ねぎと大葉の酢漬け。血液サラサラ効果も期待できる優秀な箸休めです。

④ささみ

低脂質、低カロリー、高たんぱく質の代表選手ともいえるささみ。中でもたんぱく質の含有量は、肉界でもトップクラスです。ほかにもエネルギー代謝を促すビタミン

B群、血管を健康に保つビタミンKも豊富な優秀食材です。

お酒のおつまみにぴったりなのは、ささみのソフトジャーキー。クレイジーソルトを好みの量かけ、オーブンやトースターで中に火が入るまで焼きます。ビールやハイボールなど炭酸系のお酒とよく合います。

⑤こんにゃく

いわずと知れたダイエット食材界のホープといえば、こんにゃくが挙がります。特筆すべきは食物繊維の多さ。こんにゃくの食物繊維「グルコマンナン」は、腸の有害物質を体外へ排出する働きがあります。100gで約5㎉というカロリーの低さは、ダイエット中でも安心して食べられます。

こんにゃくは凍らせると、肉のような食感になります。煮物に使ったり、から揚げにしたりしても。細かく刻めばひき肉代わりにもなります。

⑥きのこ類

こんにゃくと並ぶダイエット食材の代表選手といえばきのこ類です。きのこは内臓脂肪の増加を防ぐ水溶性食物繊維がたっぷり。また余分な塩分を体外に排出する効果があるカリウムも豊富です。そしてなんといっても低カロリーなのがうれしいですよね。かさ増し食材としても優秀。オートミールを使った雑炊やお好み焼きなどに入れれば、満腹感がアップします。そのまま食べてもおいしいのですが、干すとさらにうま味がアップします。干すといっても、朝、ざるに並べて干して夕方までの短時間でOK。カルシウムの吸収を促進するビタミンDも増え、一石二鳥です。

我が家では干したきのこをマリネにしたり、なめたけにしたりして楽しんでいます。低カロリーのおつまみとして大活躍しますよ。

いずれの食材も特別なものではなく、スーパーやコンビニで入手できるもの。家飲みはもちろん、外飲みの際もこれらを使ったおつまみを選ぶよう心がけましょう。

お酒と一緒に飲む「水」はこんなに大事！

お酒を飲むときに必ず用意してほしのが「水」です。口の中をリセットして次のお酒をおいしく飲むためだけでなく、悪酔いを防ぎ、楽しくお酒を飲むためにも欠かせません。少なくともお酒と同量の水を飲む習慣を。

お酒と一緒に水を飲むことで3つの効果が

お酒とともに飲む水には、大きく3つの重要な役割があります。

1つ目は、お酒とお酒の間に飲むことで、口の中をリセットし、次のお酒の味を新鮮な気持ちで楽しむ役割です。お酒好きには欠かせませんね。

2つ目は、お水をこまめに飲むことで血中アルコール濃度の急上昇を抑え、悪酔いを防止する役割。ついついグラスに手が伸びるという人も、2回に1回は水を飲めば、お酒を飲むスピードも遅くなり、酒量も自然と減らすことができます。

3つ目は、お酒を飲むと脱水症状が進むため、お水を飲むことで脱水症状を緩和させる役割です。体の水分が保たれることで、血中アルコール濃度の上昇も抑えられます。

つまり、悪酔いや二日酔いを防ぎつつ、お酒をおいしく飲むために、水はなくてはならないものなのです。

ところで、ビールをチェイサー代わりに飲むツワモノもいますが、アルコール＋アルコールでは、脱水症状がすすむだけ。**お酒のかたわらにはいつも1杯のお水、これを習慣にしましょう。**

お酒を飲むと脱水症状が進むのはなぜ？

ところで、なぜお酒という「水分」をとっているのに脱水症状が進むのでしょうか。

私たちの体は普段、抗利尿ホルモンの働きで尿の排出を抑制し、体内の水分量を一定に保っています。ところが、お酒を飲むとアルコールの作用で抗利尿ホルモンの働きが抑制され、尿の量が増えます。**排尿により体の水分がどんどん奪われ、脱水症状が進む**からです。

また、アルコールは肝臓でアセトアルデヒドに分解され、さらに酢酸に分解されますが、その過程で水が使われます。これも脱水症状を促します。

水分量が減ると相対的に体内のアルコール濃度が上がるため、酔いやすくもなります。また、水が足りないとアルコールが残りやすいため肝臓の働きが低下し、二日酔いの原因になると考えられています。

特に**高齢者は、若い人に比べて体の水分量が少ない**ため、さらに脱水症状になりやすいので注意が必要です。お酒自体を減らすことも大事ですが、お酒と水を同量か、やや多いくらいの水をとったほうがいいでしょう。

摂取してしまったアルコールは速やかに分解させよう

お酒と一緒に水を飲み、アルコールの吸収を遅くし、血中アルコール濃度を下げることは、悪酔いの予防に有効です。もう1つ、悪酔いを防ぐ方法としては、肝臓の働きを促進させるおつまみを食べることが有効です。タコやイカに含まれるタウリンや、ゴマに含まれるセサミン、大豆やヒマワリの種などに含まれるL－システインは、肝臓でのアルコール代謝を促進してくれるので、こういった食材を使ったおつまみを選ぶといいでしょう。

それでも二日酔いになったときの改善策

大量のお酒を飲んだ翌朝は、頭痛や吐き気、胃もたれや下痢など、つらい二日酔いの症状に悩まされます。半日も寝ていればたいていは治りますが、もっと早く回復する方法はあるのでしょうか。

体に吸収されやすい水分をとる

飲みすぎた翌朝は、無性にのどが渇きますよね。それは、アルコール摂取によって脱水症状を起こしているから。**起きたらまず、水分をとりましょう**。おすすめは、スポーツドリンクや経口補水液など、電解質が含まれる飲料です。アルコールによる脱水症状や嘔吐、下痢によって失われた糖分や塩分、カリウム、マグネシウムなどがバランスよく入っており、二日酔いの症状を和らげてくれます。

オレンジジュースも効果的です。ビタミンCや果糖がアルコールの分解を早めます。また、オレンジジュースの果糖は糖の中でも吸収が早く、アルコール摂取が引き起こす低血糖を改善してくれます。

アルコールの分解を促進するものを食べる

シジミやアサリなど貝類の味噌汁は、脱水症状で失われた水分と塩分を補うだけでなく、貝に含まれるタウリンがアルコールの代謝を促してくれます。

アルコールの分解を促進するビタミンB_1が豊富な、納豆や豆腐、豆乳などの大豆食品も率先してとりたい食材の1つ。ビタミンCは、アセトアルデヒドの分解を促進するので、飲食後だけでなく、飲食中にもとるといいでしょう。

食事でとるのが難しければ、ビタミンB群、C、アミノ酸を含むサプリメントを利用するのも手です。

頭痛の解消にはカフェイン

アルコールの分解によってできるアセトアルデヒドは、血管を拡張させ神経を圧迫して炎症を起こし、頭痛を引き起こします。カフェインは拡張した血管を収縮させる働きがあるので、コーヒーや紅茶は頭痛の改善に役立ちます。

ただし、カフェインは胃酸の分泌を促進する作用があるので、飲む際はストレートよりも牛乳や豆乳などで割るといいでしょう。

迎え酒やサウナは百害あって一利なし

第1章でも述べましたが、**迎え酒は最も避けたい二日酔いの解消法**。一時的に二日酔いの症状が軽くなったとしても、それはアルコール依存症でお酒の禁断症状になった人が、お酒を飲んで一時的にすっきりするのと同じことだからです。

また、二日酔いの翌朝にサウナに行くという人もいますが、**汗をかいてもアルコールは抜けません**。それどころか、脱水症状を悪化させる可能性があるだけでなく、アセトアルデヒドの血中濃度を高めるともいわれています。これは年齢に関係なく、絶対にやめましょう。

十分な水分や栄養をとったら安静にして、不快な症状が改善するのを待ちましょう。お風呂に入りたい場合は、ぬるめのお湯にするかシャワーで済ませるのが得策です。

サプリ・漢方の選び方と活用法

「今日は飲むぞ！」という日。お酒好きの多くは、切り札となる定番サプリメントを用意しているのではないでしょうか？　ここでは、長年私が実際に飲み続けている〝二日酔いの先手必勝サプリ＆漢方薬〟をご紹介します。

体の水分分布を整える漢方薬「五苓散《ごれいさん》」はむくみの強い味方

お酒好きの中には、二日酔い予防のサプリメントや漢方薬を常備していらっしゃる方もいるでしょう。コンビニで買えるウコン入りドリンクだったり、通販でしか買えないレアなサプリだったり。かくいう私の切り札は3つ。1つ目は漢方薬の「五苓散」、2つ目は酢酸菌酵素を用いた「飲む人のための よいときOne」（キユーピー株式会社）、そして3つ目はモロへイヤ100％の「あおつぶ」（株式会社青粒）です。

漢方薬と聞くと「長期間飲み続けないと効果を得られない」と思いがちですが、そうではないものもあります。五苓散はまさにその1つ。二日酔いや悪酔いといった一過性の症状の場合は、慢性的に飲まずとも、単発でも十分に効果を得ることができます。

五苓散は沢瀉《たくしゃ》、猪苓《ちょれい》、茯苓《ぶくりょう》、白朮《びゃくじゅつ》、桂皮《けいひ》の5つからなる漢方薬。むくみ、口喝、下痢、嘔吐、排尿困難、頭痛などの症状に処方されます。これらの症状は、まさに二日酔いの主症状。五苓散は体内の水の流れを整え、水分分布を均等にしてくれる効果があります。五苓散はお酒を飲む前に飲むと、より効果を発揮しますが、お酒を飲んだあとに飲んでもOKです。五苓散はドラッグストアや通販サイトなどでも購入できます。しかし、処方箋なしで買える漢方薬は割高なうえに、処方薬の量が少なく、効果が弱い傾向にあります。また**まれに体質に合わない方もいるので、最初は漢方に詳し**

い医者にかかり、処方してもらうことをおすすめします。

実際、五苓散を飲むと、トイレの回数が格段に増えます。飲んでいる最中、何度もトイレに立つのはちょっとせわしないですが、「ちょっと飲みすぎたな」と思ったときでもひどい二日酔いになることはまずありません。注意点はお水をしっかり飲むこと。お酒と五苓散のダブルの利尿作用による脱水症状を防ぐためです。

実は私が最初に五苓散を処方してもらったのは、二日酔いではなく、更年期治療のために飲んだ低用量ピルによるむくみを解消するためでした。五苓散を飲んだ初日からトイレの回数が増え、1日で2kg近く体重が落ちたこともあります。その効果は絶大で、低用量ピルによるむくみは数日で解消。以後は二日酔い防止や、気圧の変化による片頭痛緩和のため、定期的に処方してもらっています。

アルコール分解力がパワーアップ！「酢酸菌酵素」を主としたサプリ

2つ目となる「飲む人のための　よいときOne」は、**酢酸菌酵素**を主成分としたサプリメントです。その絶大な効果をお伝えする前に、まずはちょっと耳慣れない酢酸菌酵素について説明しましょう。酢酸菌酵素の名前にもある「酢酸」はお酢の主成分。お酢の主原料となるアルコールを酢酸に分解してくれるのが、酢酸菌の周りについている酢酸菌酵素なのです。これを聞いて「ハッ！」とした人はさすがです。そう、酢酸菌酵素によってアルコールが酢酸に変わるのは、体内でアルコールが分解されるプロセスと同じ仕組み。つまりこれを飲むことによって、アルコールを分解してくれる応援団・酢酸菌酵素がプラスされ、いつも以上に悪酔い、二日酔いを防ぐ効果がアップするというわけです。頼もしい限りですよね。

お酒好きの強い味方となるこのサプリメントは、飲み始めてから飲むのがより効果的なのだそう。胃に食べ物、特に油分のあるものやお酒が入っていたほうが、胃におけるサプリメントの滞留時間が長くなり、酢酸菌酵素が活躍しやすくなるそうです。酢酸菌酵素の効果は、服用してから3時間というデータがあります。基本は1粒飲んでおけばいいのですが、飲み会が長くなる場合、私は中盤でもう1粒飲むようにしています。「酢酸菌酵素のおかげで全然酔っぱらわない」ということはもちろんありませんが、このサプリメントを飲んだときと、飲まないときの酔い具合は雲泥の差があります。私の場合、悪酔いしてしまうときなどは必ずといっていいほど、このサプリを飲んでいません。翌朝、早朝から仕事が控えているなど、「今日はちょっと酔えないぞ」というときのためも飲んでおきたいサプリメントです。

モロヘイヤのネバネバ成分が胃腸を保護してくれる

そして3つ目となるのが、農薬無使用のモロヘイヤ100%のサプリメント「あおつぶ」です。一般的にサプリメントを粒にする際に使用される凝固剤などを一切使っていない、正真正銘の無添加のサプリメントです。モロヘイヤの健康効果は健胃。モロヘイヤには胃粘膜を保護し、刺激物から胃を守る成分・モロヘキシン®、炎症を抑える成分・モロコシド®が豊富に含まれています。これらの成分によって、お酒による胃腸への刺激、炎症を緩和することができるのです。

「あおつぶ」はもう5年ほど飲んでいるのですが、これを飲み始めてから便の状態がとてもよくなりました。以前、お酒を飲んだ翌朝は必ずといっていいほど下痢をしていましたが、「あおつぶ」を飲む前に飲むようになってからお腹を壊すことはほとんどありません。飲む前だけでなく、休肝日の日も朝晩飲むようにしていることもあり、ありがたいことに便秘とは無縁です。お酒を飲むとお腹がゆるくなってしまう人、胃腸が弱い方にはぜひとも試してほしいサプリメントです。

「飲む人のための よいときＯｎｅ」「あおつぶ」はアマゾンをはじめとする通販サイトで購入できます。漢方薬の「五苓散」と合わせて、常備しておくといいでしょう。

ただしサプリメントはあくまで補助食品。「これさえ飲んでおけば二日酔い知らず」というものではありませんし、ここまでの記述もあくまでも私個人の感想です。**コントロールすべきは酒量である**ことを念頭に、上手に使いましょう。

遺伝子検査で自分のアルコール耐性を知ろう

自分のアルコール耐性が遺伝子レベルでわかると、お酒をどう飲んだら体に負担がかからないかがわかります。「操酒」を成功させ、継続するためにも、自分のアルコール耐性をきちんと把握しておきましょう。

自宅で気軽に遺伝子検査をしてみよう

自分のアルコール耐性に合った飲み方をするのに役立つのが「アルコール感受性遺伝子検査キット」。この検査によってわかるのは、アルコール脱水素酵素（ＡＤＨ１Ｂ）

とアルデヒド脱水素酵素（ＡＬＤＨ２）の活性の度合いです。

前者が低活性型、活性型、高活性型3パターン、後者が33ページで述べたように、活性型、低活性型、失活型（非活性型）の3パターンに分けられ、さらに双方の組み合わせで9タイプのアルコール体質があります（依存症リスクが最も高い大酒のみタイプ、つい飲みすぎてしまう大酒のみタイプ、飲酒による健康リスクが最も高いタイプ、飲酒による健康リスクが高いタイプ、お酒を受け付けない完全下戸タイプなど）。9パターンのうち、どのタイプに該当するかが判明すれば、**病気のリスク、積極的に摂取したい栄養素、さらには飲酒のコントロール方法が遺伝子レベルでわかります**。

ちなみに私の結果は、アルコール脱水素酵素、アルデヒド脱水素酵素ともに活性型の「つい飲みすぎてしまう大酒飲みタイプ」。ピッチが速くなるとアルコールの分解が追いつかなくなるので、ゆっくりペースで飲めばいいということがわかりました。

検査はいたって簡単。キットに同封された綿棒で口内粘膜をこすり取り、封書で送るだけ。「操酒」を成功させるためにも、自分のアルコール耐性を調べておきましょう。

酒好き column ③

酔ったときの「ここだけの話」は危険

「ここだけの話なんだけどね……」

お酒も回り、宴もたけなわになると出てくるのが「ここだけの話」。でも「人の口には戸が立てられない」と昔からいうように、一度口をついて出た話はあっという間に広がるのが世の常というものです。

お酒を飲むと、おしゃべりになってしまうのは脳の前頭葉が麻痺《まひ》してしまうから。通常、私たちの脳は理性を司る前頭葉によって理性が保たれています。「理性を司る」というだけに前頭葉はアルコールに強いのかと思ったら、実はその逆。運動機能などに関わる小脳、記憶を司る海馬に並び、前頭葉はアルコールの影響を非常に受けやすいのです。

また怖いのは深酒をすると、「ここだけの話をしたことすら忘れてしまう」なんて失態も。これは海馬が麻痺し、記憶をセーブできていないためです。それゆえにお酒を飲んだときは、いつも以上に話題の選択に注意が必要です。

お酒の席において、人の噂や悪口、秘密の話、自慢話は基本的にしないのがマナーというもの。その場にいる人全員がわかる共通の明るい話題をつまみにお酒を飲む。これは酒席にまた誘ってもらえる、きれいな飲み方をする人の条件の1つでもあります。

第4章

お酒好きに贈る「操酒」という飲み方

「操酒」は、お酒好きが生涯お酒を楽しむための、
いわば「最高のバイブル」。
思い立ったそのときが始めどき。
新しいお酒との付き合いを
スタートさせましょう！

「操酒」で人生をより豊かなものにする

酒ジャーナリストでもある私が、なぜ「操酒」を提案するのか？　それはとても大きなメリットがあるからです。毎日お酒を飲むことが当たり前の生活から、「操酒」へ。見える景色が変わってきます。

お酒の怖い面をあえて言及するワケ

さて、この章に至るまでの間にお酒の怖い一面を見て、健康的な飲み方についても言及してきました。ここからは具体的な「操酒」のメソッドについてお伝えしていきます。

巻頭でもお伝えしましたが、「操酒」は禁酒を強いるものではありません。一生健康でお酒を飲むことを目的とした**酒量をセルフコントロールするメソッド**です。また「操酒」は単なるハウツーではなく、意識改革です。お酒に対する意識を変えていくには、大前提として**お酒のよい面でだけでなく、悪い面も見る**必要があります。それによって、飲みすぎれば健康を害し、場合によっては断酒をせざるを得なくなることがわかります。この知識が頭の片隅にあるのとないのとでは、飲み方、お酒に対する考え方、そして酒量が大いに変わってきます。

私自身、「酒量を減らそう」と思ったのは、『日経Ｇｏｏｄａｙ』（日経ＢＰ）の連載を通し、ドクターからお酒が健康に及ぼす影響を聞いたのがきっかけでした。それにより「お酒は百薬の長」という意識を、「お酒の悪い面を見る」に変えていったのです。そして休肝日をとるようになり、酒量、体重が減っていきました。お酒好きであれば耳をふさぎたくなるようなお酒の悪い面を本書で述べているのは、そうした背景があります。

「操酒」による生活面でのメリット

私が「操酒」をすすめるのは、さまざまなメリットがあるからです。一番のメリットは**時間を有効に使えるようになった**こと。毎日のように家飲みをしていたころは、夕食後は酔いつぶれて寝てしまうのがほとんど。家飲みをほぼしなくなった今は大学の勉強をしたり、読書をしたり、夫婦で映画を観たりするようになりました。

また**寝起きがよくなった**こともあり、すっかり朝型人間に。早朝から仕事をすることで終業時間が早まり、それにともない夕食・就寝の時間も大幅に早くなりました。

体調、肌の調子がいいのは、そのせいではないかと思っています。

朝、起きたときのだるさがなくなったのも大きなメリットの1つ。以前は飲みすぎによるだるさから、せっかくの休みを寝てすごすなんてこともざらでした。飲みすぎ、食べすぎによる胃腸の不調、逆流性食道炎までも改善。むくみも解消し、体もすっかり軽くなりました。体にとってはいいことづくめです。

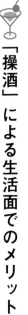

「操酒」にもデメリットはある

ただし、ものごとにはよい面も悪い面もあるのが常。「操酒」にだって、デメリットはあります。

まず、飲みのお誘いは確実に減ります。また人によっては、お酒を飲む機会が減ることでアルコール耐性が弱くなり、遅くまで付き合えなくなるかもしれません。でも安心してください。その程度で離れていく人間関係なら、そこまでのご縁。「不要な人間関係が淘汰された」と考えればいいのです。私自身、飲みのお誘いは減ったものの、ご縁のある方々との人間関係は相変わらず続いています。

だから大丈夫。より実りのある余生をすごすためにも、変化を恐れず、「操酒」への一歩を踏み出してください。

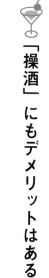

「操酒」五か条その1

寂しく飲まない

「寂しい」という思いをもってお酒を飲むのは、酒量を増やすだけでなく、メンタルにもダメージを与えます。「酒量を減らしたい」。切にそう願うのなら、孤独感を抱えているときはお酒を控えましょう。

さまざまな危険性をはらむ「孤独飲み」

「孤独は酒量を増やす」。

コロナ禍、アルコール依存症の一歩手前といってもいいくらい酒量が増えたとき、私はつくづくそう思いました。「今の仕事はもうできなくなるのではないか？」という失職不安や、「何をしてもダメだ」という無力感以上にメンタルに打撃を与えたのは「家族や友達に会えない」というとてつもない孤独感でした。

私は普段から1人でいることを苦に思わない、というより1人時間を意識的につくらないとダメなタイプなので、これは正直自分でも意外でした。この経験によって、「家族や友達があってこそ1人を楽しめる」ということがよくわかりました。つまり「1人でいること」と「孤独」はまったくの別物だったのです。

孤独でお酒を飲むことは、さまざまな危険性をはらんでいます。第一に**監視の目がない**ことが挙げられます。飲みすぎを注意してくれる家族や友達がいれば、自戒してブレーキがかかります。でも注意してくれる人がいなければどうでしょう？　酔いも手伝って、「飲みたい」という欲求に負けてしまいがちです。不安や焦燥感を抱えていればなおさらです。これは家飲みも外飲みも同様です。

次に挙げられるのは**飲むピッチが速くなる**こと。1人で飲んでいると、会話をする相手がいないので、自ずとお酒を飲むペースが速くなります。それだけでなく、次第に高濃度アルコールのお酒が欲しくなってきます。

私の場合、最初は薄めのハイボールだったのが、酔うにしたがって炭酸よりもウイスキーの量が徐々に多くなり、次はロック、そして最終的にはストレートで飲むようになっていきました。これは「早く酔っぱらって、孤独感から解放されたい」という思いから。効率的に早く酔っぱらうには、その飲み方が最適だったのです。そりゃあ、5ℓのウイスキーだって、すぐになくなるはずです。

私自身が経験してわかったのは、**外飲みよりも家における1人飲みのほうが危険**だということです。家飲みはお酒を原価で飲めることもあって、ペースが加速しがちです。また、家飲みは終電を気にしなくていいので、時間が許し、体力が続く限りお酒を飲めます。これもまた、酒量が増えてしまう大きな原因の1つです。定年やリモートワークの導入などで家飲みの機会が増えた方は、特に注意が必要です。

孤独感を抱いているときは複数で飲む

コロナ禍のように特殊な状況でなくても、人は時に「孤独感」を抱きます。孤独感とは「自分が1人であると感じる心理状態」を指します。これは家族や友達がいても抱く主観的な感情です。たとえば、長年勤めた会社を定年退職したり、親しい友人と疎遠になったりパートナーと死別したりしたときなども孤独感を抱きやすくなります。

孤独感は抑うつ感や不安感を増大させるので、酒量が増える傾向にあります。特に孤独感やストレスを払拭するためにお酒を利用している人は、顕著に酒量が増えます。

そういうときはとにかく1人飲みを避け、ご近所さんやパートナーを誘って飲むようにしましょう。**誰かと一緒に飲むことで孤独感も緩和しますし、会話をしながら、またおいしいものを食べながらお酒を楽しめるので、酒量も抑えられます。**こういうときのためにも、普段から人とのつながりを大切にしておきたいですね。

「操酒」五か条その2

お酒以外の楽しみを探す

お酒以外に夢中になれることを見つける。それも人生の目的・生きがいとなるような。それらをもって生きることは、「操酒」のためにはもちろん、人生そのものをより豊かにしてくれます。

人生における目的が「操酒」のきっかけに

私が自分の力で無理なく酒量を減らし、「操酒」できたのは、**人生における目的をもったから**だといっても過言ではありません。その目的とは、大学に再び通い、ずっと勉強したかった心理学を学ぶこと。社会人になり、自分の中にある生きづらさの原因を知り、具体的な対処法を知るためにも心理学を一から勉強したいと思ったのです。そして選んだのが京都の通信制の大学。働きながら学ぶのは想像以上に大変ですが、大きな生きがいとなっています。

大学で学ぶことで酒量が減った理由は、勉強時間を確保するため。働きながら勉強するとなると、早朝か夜しか学ぶ時間がありません。科目等履修生で学んでいたときは時間に余裕があったので家飲みもしていましたが、正科生となると取得する単位数も膨大になるし、スクーリングもあるのでそうはいきません。

そうしたこともあって、自然に家飲みの頻度が激減しました。夏休みや春休みなど、授業がない期間は、勉強の代わりに夕食後の血糖値のコントロールのためにも、ナイトウォーキングを行っています。

家飲みをほぼやめてみて気づいたのは、夕飯時にお酒を飲むのが習慣化していただけだったということ。家飲みをほぼしなくなる以前は、「晩酌をしない人生なんて！」

「おいしいものにお酒はつきもの」と思っていましたが、いざしなくなると、家飲みをしないことが〝通常運転〟になります。**お酒を飲まなくても楽しいのは変わらない**し、勉強するにいたっては飲まないほうが、頭がクリアでいられるからいい。そんなふうに考え方を変えていくことにともない、行動、習慣も変わっていきました。

「大学に行って心理学の勉強をする」という人生の目的をもったことによって、何とか単位も取得でき、今は4回生となりました。心理学を学び、大学を卒業して、学士と認定心理士の資格を取得するという目標に向かって「操酒」を続けています。

いろいろなことに興味をもとう

人生の目的・生きがいといっても、そうたやすく見つからないかもしれません。そんなときは、まず**いろいろなことに興味をもつことから始めればいい**のです。それも今まで自分が挑戦していないことに。私の場合は山登りもそれにあたります。「山登りは苦行」とさえ考えていましたが、いざやってみると苦行どころか、達成感あふれる最高のひとときを味わえました。まぁ、下山したあとは〝打ち上げ〟と称し、お酒を飲んでしまうんですけどね（笑）。

でもそれもまた楽しみの1つ。今は「還暦をすぎても山登りができるよう健脚でいる」という目的につながっています。山登りに誘ってくれた友達には、心から感謝しています。私はたまたま山登りでしたが、興味本位で始めたことが趣味となり、続けているうちに人生の目的・生きがいとなることは多々あります。

長年、会社人間だった人などは定年後に人との関わりが薄れ、疎外感・孤独感を抱きがちです。そうならないためにも、**さまざまなコミュニティと関わりをもち、交友関係を広げておくことが大切**です。興味や好奇心をもっている人は、他人からの援助を受けやすく、酒量を増やすトリガーとなる不安、疎外感、孤独感を抱きにくいともいわれています。普段からいろんなことに興味を向け、お酒以外に夢中になれるものを見つけておきましょう。

「操酒」五か条その3

お酒を「ハレ」の日の飲み物にする

先人たちにとって、お酒は神事や儀礼に用いる「ハレ」の日の飲み物でした。お酒がデイリーに飲める「ケ」の飲み物になって久しい今こそ、あらためてお酒を「スペシャルなもの」として認識を変えてみましょう。

「お酒を飲むのはスペシャルなこと」と考える

日本には「ハレ」と「ケ」という言葉があります。ハレは折り目や節目を表す言葉で、語源は「晴れ」からきています。ハレは結婚式やお祭りなど非日常を表すのに対し、ケは常の日を表す日常。かつてお酒は神事や特別な儀礼に用いる「ハレ」の日の飲み物でした。しかし時代が変わり、今やお酒はコンビニで、わずか数百円で買える日常的な「ケ」の日の飲み物になりました。

「お酒の量を減らしたくても、なかなか減らない」という人の多くは、まさにお酒を飲むことが「ハレ」と「ケ」の「ケ」、つまり日常になっていることがほとんどです。夕飯時になると、当たり前のようにビールのプルトップをカシュッと開け、喉を鳴らしてお酒を飲む。それがまるで1日を締めくくる儀式かのように。この一連の動作が長年にわたって習慣化していると、なかなかそれをやめることができません。

個人差はありますが、基本的に人は変化を求めず、現状を維持しようとする傾向があります。その理由は変化をすることで、何かしらの損をするかもしれないという意識が働くからです。お酒でいえば、「お酒がないと料理をおいしく味わえない」「お酒を飲まないと1日が終わらない」といったふうです。しかしお酒の量を減らしたいと思うのなら、「お酒がなくても料理自体の味は変わらない」「お酒を飲まなくても1日は終わる」というように、考え方を変えていく必要があります。

そこでおすすめしたいのが、かつての時代のように**「お酒はハレの日の飲み物」として考えること**です。つまりお酒を飲むことが当たり前（ケ＝日常）ではなく、スペシャルなこと（非日常）として考え方をシフトすればいいのです。たとえば、おいしいお刺身が手に入ったときや、仕事が一段落したときをハレの日と考え、その日はお酒を飲む。反対に特に何もない常の日は、ノンアルコールですごすといった感じです。

メリハリのある飲み方は生活にハリをもたらす

私は自分にごほうびをあげるのが大好きなため、何かと理由をつけて飲んでしまいそうなので、思いきって外食を「ハレ」の日としました。家飲みはおいしい食材や、いい日本酒やワインが手に入ったときに限定し、基本的に飲むのは外としています。

最初のうちはお酒を飲まないと食事も早く終わってしまうし、損をしているような気がしました。しかし飲まないことが日常になり、習慣化してしまうとなんてことはありません。逆に**飲める日が貴重となり、より味わって飲むように**なりました。

そんなメリハリのある飲み方をしていると、体調がよくなるばかりでなく、生活そのものにハリが出ます。お酒を飲む日が決まっていると、それに向かって仕事も全力で終わらせますし、体調を万全にするため、ヨガや筋トレにも力が入ります。普段は食事を節制していますが、外食ではダイエットのことは忘れ、好きなものを食べます。ごくたまに（?）飲みすぎてしまうこともありますが、ほぼ毎日飲んでいたときの酒量と比較するとかわいいものです。

思い切り食べて、飲んだ翌日は体重測定からスタート。往々にして体重は増えているので、運動と食事でベスト体重に戻るよう調整します。まずはホットヨガ、そして糖質・脂質は控えめ、野菜とたんぱく質を中心とした食事にすることで、1〜2日でベスト体重に戻ります。体重を戻すことを義務のように思ってしまうとストレスになるので、ゲームだと思って楽しんでいます。

「操酒」五か条その4

家にお酒をストックしすぎない

手の届くところに常にお酒が大量にストックしてある環境は、「操酒」には向きません。飲みたいお酒を必要な分だけ買う。そして飲みたい分だけを冷蔵庫で冷やす。これだけのことでも酒量は劇的に減りますよ。

その日に飲む分だけのお酒を冷蔵庫で冷やす

「操酒」に至る前の我が家の冷蔵庫は、お酒で埋め尽くされていました。野菜室までもお酒のボトルが占領していて、毎回食材の保存には頭を悩ませていたほどです。それだけではありません。シンク下の収納庫は、常温で保存できる本格焼酎、ウイスキー、梅酒が我が物顔で陣取っていました。友達からは「酒販店が開けるんじゃない?」と言われるほど、家中お酒だらけでした。飲みたいときに飲めないのが不安で、ちょっとでも少なくなると、まだストックがあるのに買い足していました。今思うと、それほどまでにお酒に依存していたんですね。

現在、我が家の冷蔵庫に入っている飲み物は要冷蔵の日本酒、ワインが数本、あとはノンアルコールビール、炭酸水、プロテインを割る際に用いる豆乳くらいです。ビールやハイボールは**「この日は飲む」と決めた朝に1〜2本ずつ冷やす**ようにしています。たくさん冷やしておいたほうが手間がかからないのですが、酔いが回って自制が利かなくなるといけないので、あえてそうしています。

常温保存できる本格焼酎やウイスキーに関しては、なるべく小さいサイズのものを選ぶようにしています。またビールやハイボールに関してはネット通販などで箱買いせず、コンビニやスーパーで買っています。「たくさん買うと安くなるから」「送料無料だから」という理由でお酒を買わず、必要な分だけ買うようにすると、飲みすぎを防ぐことができます。

「飲みたい」という気持ちを完璧にコントロールできる人であれば、ストックをしても問題ありません。でもこれから操酒をしていこうと思っている人は、まず**家にお酒を必要以上にストックしないことが、「操酒」への一歩**となります。

ストックするならノンアルコールを

お酒を大量にストックしていたころ、私よりも危険な飲み方をしていたのは夫でした。アルコール度数が9%もあるお酒を、日に3〜4本（350㎖缶）空けていました。「ちょっと飲みすぎなんじゃない？」と注意しても聞く耳をもたず、1缶空けると冷蔵庫から新しいものを取り出し、テレビを見ながらだらだらと飲んでいました。

しかしコロナ禍に体調を崩したことをきっかけに、家飲みを完全にやめ、それにともなってお酒のストックもしなくなりました。今、定期便で購入し、大量にストックしているのはノンアルコールビールと炭酸水のみ。食事の際はお酒の代わりに、ノンアルコールビールを2本飲むのが通常になりました。これによって夫の惰性飲みはなくなり、肝臓や中性脂肪の数値もほぼ基準値におさまりました。

昔に比べ、今のノンアルコールビールは味のクオリティがかなり上がっていて、満足度も高くなっています。家飲みだけではなく、外飲みの際もノンアルコールビールをぜひとも活用してみてください。たとえば、空腹時にいきなりお酒からスタートしてしまうと、急激に血中アルコール濃度が上がってしまいますよね。そんなときは**まずノンアルコールビールからスタートし、少し食べ物がお腹に入った段階でお酒に切り替えれば、悪酔い、二日酔いを防ぐことができます**。場合によってはノンアルコールビールで満足してしまうこともあります。

このように、そのときの気分、お腹のすき具合に合わせ、うまくノンアルコールビールを使うと、酒量をコントロールしやすくなります。

「操酒」五か条その5

目標設定は「ゆるめ」かつ「具体的」に!

「お酒を減らしたい」と願っているだけでは、酒量が減ることはありません。まずは目的とする酒量や休肝日の日数などを具体的にした目標設定をしましょう。ポイントは、継続可能な〝ゆるさ〟です。

小さな成功体験を重ね、大きな目標をクリア

「酒量を減らしたい」。

口ではそう言っても、なかなか結果を出せない。かつての私がまさにそうでした。

どんどん増えていく体重と体脂肪、中性脂肪の数値も上がりっぱなしなのに、街にネオンが灯り始めるとついついお酒に手を出してしまう……。そんなことの繰り返しでした。酒量を減らせなかった理由はただ1つ。「減らしたい」と口では言いながら、減らす気がなかったからです。人間、切羽詰まれば嫌でも行動を起こしますよね。私は現実を直視することなく、それどころか「γ-GTPが3桁の人もいるし、私程度ならまだ大丈夫」とたかをくくっていたのです。

しかし、逆流性食道炎となり、中性脂肪が人生最高値を記録したとき、さすがに「このままではマズイ」と思い、「操酒」を実行に移すことにしました。

すぐに結果を出さないと気が済まないタイプの私は、当初「休肝日を週5日にする」という、とてつもなく高い目標を設定しました。しかし頑張っても週2日しか休肝日をとれない人が、高い目標をやすやすとクリアできるわけがありません。早々に挫折し、反動からよけいに酒量が増えてしまいました。

この失敗を経て、**無理のないゆるやかな目標を設定すること**にしました。これまでは週2日の休肝日といいながら、何かと言い訳をつけて週1日がデフォルトになっていたので、まずはちょっとだけハードルを上げ、「休肝日を週2日にする」という目標を立てました。無理のない、ゆるめで具体的な設定が功を奏し、あまり苦労することなく目標をクリア。1つのステージがクリアできた段階で休肝日を増やしていき、最終的に「外飲みを基本にする」という目標をクリアするに至りました。

なんだかロールプレイングゲームのようですよね。こんなふうに**ゲーム感覚で楽しんで行うことが継続の秘訣**です。あとはとにかくゆるく！「こんなゆるくていいの？」くらいの目標にすること。ただし**「12月までに」とか「週2日」といったように、具体的な数字を入れたり、期限を設けたりするのもポイント**。「夏までに」「なるべく多く」というようにあやふやにすると、決意が揺らぎやすいので注意しましょう。

目標を起点に逆算し、達成方法を考える

目標を具体的にすると具現化しやすいのは、その目標を達成する方法が明確になるからです。これは「操酒」に限ったことではなく、夢や仕事の実現においても同様です。私を例にとると、「〇月までに、外飲みを基本とする」という最終的な目標を抱いた際、以下の方法が浮かびました。

① **お酒を家にストックしない**（↓今あるストックは家族に分ける）
② **夕食後の時間を学びに充てる**（↓最低でも90分）
③ **人生における大きな目標をもつ**（↓大学で心理学を学ぶ）

これらはまさに操酒五か条の項目に当てはまります。そして目標を達成するための具体的な方法が決まったら、間髪を入れず即実行に移しましょう。行動が早ければ早いほど、目標の達成時期が早まります。

【番外編1】

安価なお酒より、ちょっと贅沢《ぜいたく》なお酒を選ぶ

お財布にやさしい安価なお酒は、体にはあまりやさしくありません。アルコール度数が高いものは特に危険。せっかく「操酒」を始めるのだから、味わって飲みたくなる「ちょっと贅沢なお酒」を選ぶようにしましょう。

すぐ酔える高濃度の安価なお酒は危険！

今やチューハイはワンコイン程度で買える時代。私も某コンビニのプライベートブランドチューハイを飲んだことがあります。当たり前ですが、ワンコインなのにきち

んと酔えるんですよね。でも考えてみると、これってかなり危険なこと。「安いから」とつい買いだめしがちだし、ストックすることで酒量も増えてしまいます。

安いお酒の中でも極めて危険なのが、通称「ストロング系」といわれる高濃度のチューハイです。一般的なチューハイのアルコール度数が3～5％であるのに対し、ストロング系は9％台が主流。500㎖のロング缶の純アルコール量を計算すると……、なんと36ｇにもなります。節度ある適度な飲酒量である20ｇの倍に近い純アルコール量を、たった1本のロング缶でとってしまうことになるのです。

しかもストロング系のチューハイは、口当たりのいいフルーツ系のテイストばかり。安さに加え飲みやすさ、そしてコンビニで買える手軽さから思わず買ってしまう人がいるのもうなずけます。

特に「早く酔いたい」と思うと、ストロング系のようなアルコール度数の高いお酒を選びがちです。「早く酔える」に焦点をあてたお酒選びは避けましょう。

酔うことを目的にお酒を飲まない

私の知り合いにも、コロナ禍にストロング系のお酒にはまってしまった人がいます。理由は「お金をかけずに早く酔えるから」。コロナ禍で収入が激減したことで、その人は今まで飲んでいた高価なワインから、安価なストロング系に乗り換えたのです。

フルーティな味わいで、まるでジュースのようにすいすい飲めることから、多いときにはロング缶を5本も飲んでいたそうです。ワインを飲んでいたときには、おいしい料理とともに、適量をゆっくりと味わって飲んでいたのに、お酒の種類でこうも飲み方が変わるものなのかと本人も驚いていました。

世界的にも名が知れ渡った『獺祭《だっさい》』（旭酒造）の桜井博志会長の言葉に「**お酒は酔うものではなく、味わうもの**」という名言があります。まさにこの通りで、お酒を飲むときは酔うのを目的にしないことです。

限られた飲む日を豊かなものに

60ページでもお伝えしましたが、年齢を重ねるとともに肝臓の機能が低下し、体内の水分量が減ることで、早く酔いやすく、飲む量も限られてきます。だからこそ安価なお酒ではなく、ホンの少し贅沢なお酒を選ぶようにしましょう。安価なお酒もたくさん飲めば、結局は高くついてしまいます。そうであれば、最初からちょっといいお酒を買ったほうが、お財布にも体にもやさしいのです。

「操酒」をし始めると、お酒を飲める日が「ハレ」の日となるので、飲むお酒も自然と厳選したくなります。また飲む日が限られていると、「大事に飲もう」という気持ちにもなりますし、それなりのお値段がするお酒だとガブ飲みもしなくなります。

今は「人生100年」といわれる時代。**お酒に酔うのも、人生を歩むペースもゆっくりいきたいもの**です。

【番外編2】

目標を「書き出す」ことで決意を強化する

「操酒したい」という思いを行動に移し、継続していくためには、頭で考えるだけでなく、その思いを「文字化」することが有効です。常に目標を意識するためにも、紙やスマホのメモに思いを書き出してみましょう。

「思っているだけ」では酒量は減らない

「お酒の量を減らしたいと思っているのに、なかなか減らない」という方の多くは、「思っているだけ」で行動に移せていないことが往々にしてあります。はい、かつての私もそうでした。「操酒したい」と思っていても日常の忙しさに加え、飲んで酔っぱらう楽しさのほうが勝ってしまい、酒量を減らすための行動をほぼしていませんでした。ただ「思っているだけ」では、何もしないのと一緒です。ではなぜ、「操酒」ができたかというと、それは**目標を文字にして、スマホのメモに書き出したから**です。日に数回、ちらっとそのメモを見るだけ。ただこれだけのことですが、想像していた以上に効果的でした。

頭の中だけでぼんやりと考えている「操酒したい」という思いは、意識すれば思い出せるものの、意識しなければすぐに忘れてしまいます。わかりやすい例でいうと、おみくじに書かれたさまざまなアドバイス。その場では「気をつけよう」と思っても、数日後にはほぼ忘れていますよね。**思ったことを忘れず、幾度となく思い出すためにも目標を文字にして意識し、再確認することが大切**なのです。それによって決意が強化されます。

脳以外に記憶する場所をもつ

私たちの脳は日々休まず働いています。しかし脳が記憶する容量はそう多くはありません。でも、文字で思いを書いておけば、その容量を補うことができます。それによって目的を達成する確実性が高まっていきます。

今、私のスマホのメモ、個人ホームページには「一生健康でお酒を楽しむ」ということが書いてあります。これらを見るたび、意識が働き、惰性飲みや買いだめをしたくなる衝動にストップをかけられるようになります。「操酒五か条その5」で挙げた「ゆるめ」の具体的な目標が決まったら、ぜひ紙やスマホのメモに書き出してみてください。そして、ことあるごとに見返してみましょう。お酒の楽しさにほだされ、うっかり目標を忘れることがあったとしても、早い段階で軌道修正できます。

文字で脳を本気にさせる

脳科学者の茂木健一郎さんの著書『「書く」習慣で脳は本気になる』（廣済堂出版）によると、「脳は過去や現在、未来という時制の変化を認識しない」そうです。つまり「酒量を今の半分の1合にする」「操酒で12月までに5kgやせる」と文字にして書くと、脳は現実として実現したと認識してしまうのです。それによって脳から報酬物質であるドーパミンが放出され、脳が本気になるのだとか。

私も本書を書くのを機に、思いを文字にして、新たにスマホにメモしました。それは「操酒をテーマに月イチで講演・セミナーをする」「大学を卒業し、認定心理士の資格を取得する」ことです。

これらを実際に書き出してみると、企業研修やセミナーなどを行っている会社を調べたり、大学の勉強を効率よく進めるため、スケジュールを組み直したりするようになりました。自分を甘やかすのが大好きな私のこと、ここで決意を新たにしていなかったら、何かにつけ理由をつけ、だらだらしていたに違いありません。「やっぱり思いを文字にするって大切」だと、筆者である私自身があらためて実感しました。

【番外編3】

「べき思考」にとらわれないようにする

「べき」。たった2文字ですが、これがつくか、つかないかで行動、そして結果が変わってきます。完璧主義の方に多い「べき思考」。「操酒」においては、「べき」という言葉はちょっとオジャマのようです。

「べき思考」は負のスパイラルを生みやすい

酒量を減らすにあたり目的を設定するのは大事なことですが、ちょっと注意していただきたいのは、「**べき思考**」で自分をがんじがらめにしないことです。

「べき思考」とは、「こうすべきだ」とか「こうするべきではない」など、「べき」という言葉を用いて自分の行動や、自分の考え方とそぐわない相手を批判する考え方です。考え方のクセの1つで、この思考パターンの人は、ちょっと極端なものの考え方をする傾向にあります。

たとえば「目標設定した酒量は何がなんでも守るべき。それができなかったら、自分はどうしようもない人間だ」といった感じです。「べき思考」の方は失敗を恐れ、失敗した場合は「自分の責任」と考えがちです。**「べき」という言葉で自分を縛ってしまっているん**ですね。それゆえに目標を設定すると、「達成できるかできないか」の2択しかありません。

また常に完璧を目指しているので、ちょっとした失敗も許せず、自分を責めてしまいます。リベンジする気になればいいのですが、落ち込みがひどい場合は、失敗を恐れるあまり目標設定を放棄してしまうこともありえます。

かつての私も「べき思考」でした。「体のためにお酒を減らすべき」「血液の数値をよくするためにも減量すべき」というように「べき」という言葉にとらわれていました。酒量、体重ともに高い目標を掲げていましたがうまくいかず、どちらもいっこうに減りませんでした。目標達成がうまくいかないと、反動からいつも以上にお酒を飲んでしまい、その結果、体重も増え、血液検査の結果も悪化の一途に。まさに負のスパイラルに陥っていたのです。

私が挫折した原因は2つ。1つは**「べき思考」で自分の行動を制限していたこと**、もう1つは**目標設定が高すぎたこと**でした。またこの2つが大きなストレスになっていたこともわかりました。減酒のための目標設定がストレスとなり、そのストレスによって酒量が増える。これでは本末転倒です。

意識的に「べき」という言葉を使わない

考え方のクセはそうすぐには直りませんが、改善策として「べき」という言葉を意

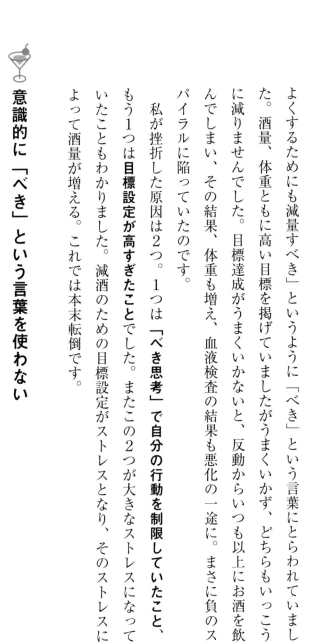

識的に使わないようにしました。たったそれだけでも肩の荷が下り、飲まないと決めた日に飲んでしまっても「今日は飲んでもいいや。そのかわり明日は控えよう」と思えるようになったのです。柔軟な考え方をすることによってストレスがかからなくなり、ストレスの反動でお酒を飲んでしまうことも徐々になくなっていきました。

「べき」という言葉を使ってしまうと、自分が決めたこと、基準、目標、価値観などから少しでも外れてしまうと、それが許せず怒りが生じます。その怒りの矛先は往々にして自分自身。それによって自分を責めてしまい、自信がなくなってしまうのです。自信がなくなると失敗が怖くなり、挑戦すらしなくなってしまいます。「たかが言葉」だと思いがちですが、行動は言葉によって左右されやすいもの。言葉は私たちが思っている以上に影響力があるのです。

「べき思考」が改善すると、「操酒」に役立つのはもちろん、人間関係もうまくいくようになります。「べき思考」の傾向がある方は、ふだんから使っている言葉を、ちょっと見直してみましょう。

【番外編4】

酒量はアプリで管理する

自分が飲んでいるお酒の量を把握していますか？「わからない」という方はアプリを使って飲んだ量を記録してみてください。自分が思っている以上にお酒を飲んでいることが可視化され、「操酒」に気合が入ります。

なぜ、記録すると「操酒」に成功するのか？

ダイエットもそうですが、「操酒」もまた記録によって成功する確率が高まります。

その理由は**飲んでいる量が可視化されるから**です。そもそもかつての私のようなお酒好きの多くは、飲みすぎだということは認識していても、どれだけ飲んでいるか（酒量）は把握していません。だからこそ可視化による「気づき」が必要なのです。それによって、行動が変わっていきます。

そこでおすすめしたいのが、酒量や体重、食事などを記録するアプリです。私は「**あすけん**」「**FiNC**（フィンク）」（⇒185ページ）というアプリを使って酒量をはじめ、体重、食事、歩数や運動を記録したことで、「操酒」と減量に成功しました。

実際に飲んだお酒を記録してみると、「え、こんなに飲んでいたの⁉」「お酒って、こんなにカロリー高いの？」「思ったより食べているかも……」と驚くはず。ええ、驚きました、私も。飲んだお酒の量が数字として表されると、さすがに「ちょっと気をつけようかな……」と思うようになります。

アプリをダウンロードした当初の目的は「操酒」ではなく、減量でした。「お酒はエンプティカロリーだから太らない」という説を当時は信じていましたので、このときは一切記録していませんでした。しかし数か月経過してもいっこうにやせません。

それどころか、増えていくではありませんか。

取材でドクターから「**お酒はおにぎりと同じ感覚で飲んでください**」と聞き、しぶしぶお酒を記録してみると、1日のカロリー摂取量が1800kcal近くになっていたことも。これは成人男性並みの摂取カロリーです。それでもお酒をやめられず、摂取カロリーを減らすために食事で調整すると、今度は栄養が極端に偏ってしまう。それでも体重が落ちなかったため、「お酒を減らしてみよう」ということになったのです。これは多分、いえ、アプリに記録しなければ絶対に気づけませんでした。

自分の行動を客観視するメリット

その後、継続して記録することで、自分の飲酒生活が客観視できるようになり、「体重を減らし、健康を維持するためには操酒しかない」と気づいたわけです。

自分の行動を客観視できるようになると、冷静に自己分析ができるようになります。

それによって対処の方法がわかり、行動が変わるのです。たとえば「体重が増えているときはビールをたくさん飲んでいるからハイボールに変えよう」「揚げ物を多く食べているから減らそう」といった具合です。

これはアルコール依存症における認知行動療法と通じるものがあります。やはり**「自分で気づく」ことがポイント**なのです。

目的によってアプリを使い分ける

冒頭でも述べましたが、私は「あすけん」「F.iNC」を使って実践しました。最初に8kg落としたときは「あすけん」を使っていました。アプリのキャラクター、未来《みき》さんにほめてもらうことでモチベーションアップとなり、せっせと食事や体重を記録していました。人の脳にとって「ほめ」はお酒と並ぶ大きな報酬。ほめられて伸びるタイプの方におすすめです。

そして、酒量も体重も大リバウンドした際に利用したのが「FiNC」。こちらは「あすけん」の未来さんのようなキャラクターは存在しませんが、代わりに日々貯まるポイントがモチベーションを上げてくれます。食事や体重はもちろん、目標設定した歩数を達成するとポイントがもらえます。ポイントはFiNCモールにてサプリメントやプロテインなどを買う際に一部利用できます。これによって運動量が増し、リバウンドした分の体重を減らすことに成功。酒量はスタート時よりもさらに減りました。

これらトータルで管理してくれるアプリではなく、シンプルにお酒の量を記録したい方は**「減酒にっき」「飲酒カレンダー!」**などを。酒量をグラフで表示されると、意識が自然と変わってきます。また「休肝日をとりたくてもなかなかとれない」という方には、**「休肝日記録」**がおすすめです。このアプリの製作者自身が休肝日をとれず悩んでいたところ、これを作ったことで休肝日をとれるようになったそうです。

いずれのアプリも、思ったより手間がかかりません。次ページに主なアプリを紹介します。まずは気になるものから試してみてはいかがでしょうか。

酒量の他、体重や食生活なども管理したい人におすすめのアプリ

あすけん（無料・有料版もあり）
食事を記録すると、「あすけん」のキャラクターの栄養士・未来さんからのアドバイスをはじめ、カロリーと各種栄養素14項目の過不足がわかる栄養素グラフが表示される。食事内容の点数化も。お酒の飲みすぎや、カロリーオーバー、カロリー不足が続くと涙を見せる未来さん。長く使っていると愛着がわき、「未来さんを泣かせないよう、酒量・食事をうまくコントロールしよう」という気になる。
FiNC（無料・有料版もあり）
「あすけん」同様、食事を記録するとカロリー、各種栄養素の過不足がわかる。目標とする歩数、体重、食事の記録によってポイントが貯まる。ポイントは運営会社のサイト「FiNC モール」で、プロテインや化粧品などを買う際に使える。糖質管理やアドバイスレポート機能などのサービスは有料（月額480円）。

酒量をメインに管理したい人におすすめのアプリ

減酒にっき（無料）
カレンダー上に飲酒記録を表示してくれる。週、月、年ごとの飲酒記録をグラフで表示。体重、血圧の他、肝機能までも記録可能。通院している方には受診のお知らせもしてくれる、至れり尽くせりのアプリ。アプリをリリースしているのが、減酒をサポートする薬「セリンクロ」の発売元である大塚製薬というのも信頼度が高い。
飲酒カレンダー！（無料）
飲酒量を純アルコール量に換算してくれる便利なアプリ。節度ある適度な飲酒量（20g）を守りやすくなる。よく飲むお酒はカスタム登録も可能。休肝日、適量日、飲みすぎ日を絵文字でわかりやすく表示してくれる。
休肝日記録（無料　※アンドロイド版はなし）
休肝日と飲んだ日を記録するシンプルなアプリ。「なかなか休肝日をつくれない」という方に向く。継続して記録すると、1か月の成果がポイントで表示される。小さな達成感を得られることで、自己効力感も高まる。現在の休肝日と飲酒日の割合も一目瞭然。

「操酒」は、世界的潮流に合った新時代の飲み方

アルコール摂取量の低減は、今や世界的な潮流。日本でも多くの企業がその流れをくみ、適正飲酒の啓発活動を活発化させています。「操酒」に通じる企業の取り組み、それによって変化する飲み方の多様性を紹介します。

アルコールの摂取量を低減する動きは世界規模に

2010年、WHO（世界保健機関）は年次総会において「アルコールの有害な使用を低減するための世界戦略」を採択しました。戦略では飲酒検問の強化、大量販売

や飲み放題の禁止、または制限などをはじめとするアルコール問題を10項目の領域に分類。加盟国に対し、これらの対策を求めています。

またSDGs（持続可能な開発目標）の目標3「すべての人に健康と福祉を」においても、「薬物乱用やアルコールの有害な摂取を含む、物質乱用の防止・治療を強化する」を挙げています。こうしたアルコールの摂取量を低減する動きは、今や世界規模となっています。

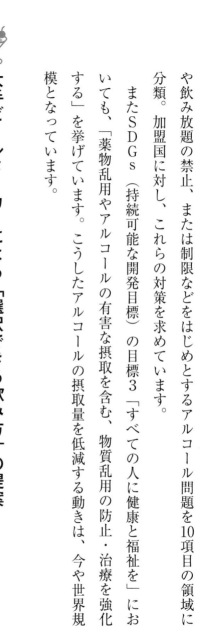

大手ビールメーカーによる「選択できる飲み方」の提案

大手ビールメーカーのアサヒビールによると、同社のノンアルコール&微アルコールテイスト飲料購入者は、2020年12月時点で1万1330万人だったのに対し、2022年12月時点では1万5107万人と増加傾向であるとのこと。確かにコンビニやスーパーの冷蔵庫を見ると、以前に比べノンアルコール、低アルコールの商品が目立つようになってきました。

そんな流れの中、アサヒビールでは2020年に**「スマドリ」**を提案。「スマドリ」とはスマートドリンキングの略で、お酒を飲みたいとき、飲めないとき、そしてあえて飲まないとき、飲む人も、飲まない人も、1人ひとりが、自分の体質や気分、シーンに合わせて、適切なお酒やノンアルコールドリンクをスマートに選択できる飲み方を指します。

「スマドリ」は〝お酒を飲む人〟だけでなく、〝お酒を飲まない人〟（この中にはお酒を飲めるけど飲まない人も含まれています）も対象にしています。同社の調査によると、国内でお酒を飲む人、家飲み＋外飲みが月1回未満の人がともに2000万人、それに対しお酒を飲まない人（飲めるけど飲まない＋飲めない）は5000万人と後者のほうが多いことが判明。この現状にスマドリ㈱兼アサヒビールマーケティング本部・新価値創造推進部の元田済さんも「驚いた」と言います。こうした結果を踏まえ、「スマドリ」ではお酒を飲める人と飲めない人が、互いの体調や状況を気遣い合いながら一緒に飲み会を楽しめる社会の実現を目指しています。

微アルコールとノンアルコールの「チャンポン」で「操酒」を

元田さんのおすすめは、**普通のビール、微アルコール、ノンアルコールの「チャンポン」**。チャンポンというと二日酔いを誘引する悪いイメージがありますが、スマドリ式チャンポンなら、ほろ酔い気分を程よく楽しめ、体への負担も大幅に軽減できます。また、「スマドリ」はお酒が飲めない人にとって救世主といっても過言ではありません。お酒が飲めない人・弱い人は、飲み会の場で「気を遣われることに気を遣ってしまう」とよく口にします。しかしお酒の選択肢が増えることによって、気を遣わず、自分が飲みたいものを選べるようになります。

結果として、アルコールの摂取量を低減しながら、飲み会に参加する全員がコミュニケーションを楽しめるようになるのです。

同業他社も「適正飲酒」を推奨

アサヒビールの「スマドリ」をはじめ、同業他社においても適正飲酒の啓発が活発化しています。サントリーでは**「ドリンク・スマート」**を掲げ、お酒に関する正しい知識、適正に楽しくお酒を味わい、より健康的で豊かな生活を送ることを提案。キリンのスローガンは**「スロードリンク」**。飲む「量」ではなく、お酒の時間をゆっくりと楽しむことを推奨しています。こうした流れは今後も続き、日本酒・焼酎・ワイン業界にも派生していくと考えられます。

こうした各社の適正飲酒の啓発活動しかり、「操酒」もまた禁酒をうったえるものではありません。これまでにもお話ししてきましたが、私は健康を維持しつつ、生涯お酒を楽しむと決めています。たしかにお酒には健康を害す怖い面もあります。でも、そのリスクをきちんと把握したうえで正しい飲み方をすれば、飲酒寿命を延ばし、長い期間にわたってお酒を楽しむことができます。

お酒は長い人生を楽しむ最高のエッセンス

お酒と人との付き合いはどこか似ている部分があって、**「いい距離を保てば、関係が長く続く」**と私は考えています。人間関係でもそうですが、あまりに距離が近いとケンカをしたり、息が詰まって離れたくなったりしますよね。お酒もまた同じで、距離が近すぎると重篤な病気にかかったり、アルコール依存症に陥ったりしてしまいます。長く付き合おうと思ったら、何ごとも「距離」が大事なのです。

このページの締めくくりに、お酒にはリスクがあると知ったうえで、私が飲むのをやめない理由をお伝えしたいと思います。それは**お酒が人や仕事の縁をもたらし、人生を豊かにしてくれたから**。人生100年と考えれば、残りの長い人生を今まで以上に楽しむためにも、時代に合った飲み方を取り入れていくことが大切なのです。

「操酒」が人生にもたらすもの

自力でお酒をコントロールすることで人生が好転する。信じられないかもしれませんが、「操酒」にはそういう効果があります。「操酒」が人生にもたらしてくれる〝最高の宝物〟を手に入れましょう。

「操酒」がくれた自己効力感と大きな自信

「操酒」によって、人生が変わった。

こんなふうにいうと「そんな大げさな」と言われそうですが、これは本当のこと。

「操酒」ができたことにより、私は**自己効力感と大きな自信**を得られました。

自己効力感をかみくだいていうと、「自分ならできる」「自分ならうまくやれる」と思えることです。そもそも私は自分に自信がなく、こと減酒にいたっては酒ジャーナリストという職業柄もあってか、なかなか思ったようにいきませんでした。「飲むことが私の仕事だから」と開き直っていた時期もあります。しかし年を重ねるにつれ代謝が落ち、若いころのペースで飲んで食べていると、体重はおもしろいように増えていきます。今だからこそ言えますが、当時は太りすぎて股ずれしてしまい、夏場もストッキングなしではスカートがはけませんでした。見た目だけならまだしも体脂肪も右肩上がりで、血液の数値も目に見えてに悪くなっていきました。そんな中、『日経Ｇｏｏｄａｙ』の連載でお酒と健康をテーマにドクターを取材し、飲み方を変えたことで体重が減り、血液の数値も基準値におさまるようになったのです。一時期、酒量、体重ともに大きくリバウンドしましたが、「操酒」のメソッドを会得したことでもとの酒量よりもさらに減りました。

こうした成功体験によって、「自分ならできる」という思いが強まり、自分自身の評価がグッと上がりました。そしてさらに自信がつき、物おじしなくなったのです。以前は、講演やセミナーなど人前で話すときや、テレビの生放送に出演するときは緊張して汗が出ないようにと、「プロバンサイン」という汗止めの薬を事前に飲んでいました。そう、「操酒」を成功させる前の私は、薬を飲まないとやっていられないほど、自分に自信がもてなかったのです。

実は今もお守り代わりにスマホケースのポケットにプロバンサインをしのばせています。でも出番はほとんどなくなりました。また、自信がついたおかげで、以前より仕事や人間関係がよりスムーズになったように思います。何より本書をはじめ、講演やセミナーにおいて、「操酒」のメソッドを多くの方に伝える仕事ができることが大きなやりがいとなっています。

自己効力感が上がると逆境に強くなる

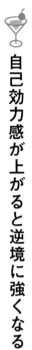

自己効力感が高まるにつれ、「**レジリアンス**」も高まりました。レジリアンスとは心理学用語で、逆境や健康問題をはじめとするさまざまなストレスに対処し、その状況から回復できる能力を指します。レジリアンスはもとの精神状態、環境に戻るだけでなく、困難や危機を成長の機会につなげることでも知られています。

コロナ禍、一時はアルコール依存症になりかけましたが、以前の成功体験があったことで「あのときできたんだから、今回だって大丈夫」という思いがわき、酒量を減らし、心身ともに回復できました。その際、「ストレスの解消をお酒に求めてはいけない」と学べたことも心身の健康面にとってプラスとなりました。

自分にとって、人生最大ともいえる有事を乗り越えたことでストレス耐性も高まり、ちょっとやそっとでは凹まなくなったのもプラスになりました。これはまさに「操酒」がもたらしてくれた自己効力感とレジリアンスによって得られたもの。この先、どんな有事があるかわかりませんが「操酒」によって得られた「自分なら大丈夫」という自信によって乗り越えていけるような気がします。

おわりに

「操酒」でカッコいい“アクティブ・シニア”を目指しましょう！

「あんなスマートな飲み方ができる大人になりたい」と若い世代から言われるような年の重ね方をしたい。還暦を前に、切実にそう思うようになりました。

私にとって、飲み方のお手本となるのが、山仲間で酒友でもあるAさんです。飲んでいるお酒の造り手に思いを馳せながら、料理を味わいつつ、ゆっくりと日本酒を味わう姿は、映画のワンシーンのよう。

「あと少し飲みたいな」というところで上手に会を締めくくってくれるので、彼と一緒に飲んだ日は一度たりとも二日酔いになったことがありません。まさに「操酒」を習慣化し、実践している方です。本文でも記しましたが、「操酒」は習慣化することで、実を結ぶのです。

習慣といえば、本書の冒頭（⇒5ページ）に記したウィリアム・ジェームズの言葉には、あとに続く次の一説があります。

習慣が変われば人格が変わる。人格が変われば運命が変わる。

いくつになっても習慣は変えられるし、運命だって好転できます。本書を手に取ってくださったみなさんなら大丈夫。「操酒」が一生健康でお酒を楽しめる最高の人生へと導いてくれます。

そして、若い人が憧れるような、〝カッコいい飲み方ができるアクティブ・シニア〟を目指そうではありませんか！

末筆になりましたが「操酒」の企画を通してくださった主婦と生活社の池上直哉さ

ん、日本酒・山登り仲間でもある敏腕編集者の小宮千寿子さん、ハイクオリティな文章で執筆のお手伝いをしてくださったライターの石井栄子さん、そして取材にご協力いただいた垣渕洋一先生には感謝しかありません。

私にとっては、心理学を学び始めて初めてとなる一冊を、みなさまとともにつくれたことを誇りに思います。

葉石かおり

〈参考文献〉

『酒好き医師が教える 最高の飲み方』浅部伸一監修・葉石かおり著（日経BP）

『酒好き医師が教える もっと!最高の飲み方』浅部伸一監修・葉石かおり著（日経BP）

『名医が教える飲酒の科学』浅部伸一監修・葉石かおり著（日経BP）

『ストレス･マネジメント入門 自己診断と対処法を学ぶ［第2版］』中野敬子著（金剛出版）

『公認心理師のための精神医学 精神疾患とその治療』子安増生監修・村井俊哉、野間俊一編集（金芳堂）

『心理学概論［第2版］』鈴木直人監修・青山謙二郎編集ほか（ナカニシヤ出版）

『「書く」習慣で脳は本気になる』茂木健一郎著（廣済堂出版）

葉石 かおり　*Kaori Haishi*

酒ジャーナリスト、エッセイスト、一般社団法人ジャパン・サケ・アソシエーション理事長。「酒と健康」「酒と料理のペアリング」を軸に各メディアにコラム、コメントを寄せる。各企業や自治体で「一生健康でお酒を飲む」をテーマにセミナー、講演を実施。また国分グループやJFOODなどとともに、ロジックに基づいた酒と料理のペアリングを行う。2015年に一般社団法人ジャパン・サケ・アソシエーションを設立。国内外でサケ・アカデミーを開講し、日本酒の伝道師・SAKE EXPERTの育成を行う。現在、京都橘大学（通信制）にて心理学を学ぶ現役女子大生でもある。代表作にシリーズ累計18万部のベストセラーとなった『酒好き医師が教える最高の飲み方』『名医が教える飲酒の科学』（ともに日経BP社）、『日本酒マニアックBOOK』『日本酒のペアリングがよくわかる本』（ともにシンコーミュージック・エンタテイメント）などがある。趣味はウクレレ。ネコをこよなく愛す。

【協力】垣渕 洋一　*Youichi Kakibuchi*

東京アルコール医療総合センター・センター長。医学博士。1990年筑波大学医学専門学群卒業。1994年筑波大学大学院修了（精神保健専攻）。2003年より東京アルコール医療総合センター（医療法人翠会成増厚生病院内）に勤務。2005年同センター長に昇任。2017年より成増厚生病院副院長に昇任。アルコールセンター長を兼任。著書に『「そろそろ、お酒やめようかな」と思ったときに読む本』（青春出版社）などがある。

生涯お酒を楽しむ「操酒」のすすめ

老いに親しむレシピ

著　者　葉石かおり

編集人　新井 晋

発行人　倉次辰男

発行所　株式会社 主婦と生活社

〒104-8357　東京都中央区京橋3-5-7

TEL 03-5579-9611（編集部）

TEL 03-3563-5121（販売部）

TEL 03-3563-5125（生産部）

https://www.shufu.co.jp

製版所　東京カラーフォト・プロセス株式会社

印刷所　大日本印刷株式会社

製本所　共同製本株式会社

ISBN978-4-391-16015-4